百病取穴速查图册

(真人彩图版)

段学忠 主编

化学工业出版社
·北京·

全案策划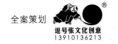
逗号张文化创意
13910136213

编写人员名单

主　　编：段学忠
副 主 编：纪一楠　周亚萍
编写人员：张腾方　陈冬平　陈桂英　高年香　龚彩霞　黄仕秀　李兰珍　刘彩琼
　　　　　陈红霞　程庆丽　崔江林　戴元香　邓红英　丁　红
摄　　影：董银香　段淑枚　丰泽云　付春霞　葛平平　龚新华
模　　特：郭　丽　何元珍　贺红霞　胡红梅

图书在版编目（CIP）数据

百病取穴速查图册（真人彩图版）／段学忠主编．—北京：化学工业出版社，2011.11（2024.8重印）

ISBN 978-7-122-12142-4

Ⅰ．百⋯　Ⅱ．段⋯　Ⅲ．选穴－图解　Ⅳ．R224.2-64

中国版本图书馆CIP数据核字（2011）第171580号

责任编辑：杨骏翼　　装帧设计：逗号张文化创意
责任校对：洪雅姝

出版发行：化学工业出版社
　　　　　（北京市东城区青年湖南街13号　邮政编码100011）
印　　装：天津裕同印刷有限公司
787mm×1092mm　1/32　印张5　字数180千字
2024年8月北京第1版第19次印刷

购书咨询：010-64518888
售后服务：010-64518899
网　　址：http://www.cip.com.cn
凡购买本书，如有缺损质量问题，本社销售中心负责调换。

定　　价：19.80元　　　　　　　　版权所有　违者必究

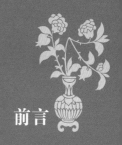

前言

经络是运行气血、联系脏腑和体表及全身各部的通道，是人体功能的调控系统。当人体患病时，经络不仅充当了病邪传入的途径，同时常常会在其循行线上出现明显的压痛、结节，相应的皮肤色泽、形态也会发生变化。这时人们不仅可通过这些现象推断病因和发病部位，也可根据经络循行线路找到体表的某些穴位进行治疗。

为方便读者"由病找穴，由穴治病"，我们首先总结出常见疾病防治选穴速查表，从而迅速找到穴位所在的页码，快速取穴，对症治疗。

在此基础上详细介绍了人体的十四条经脉上的所有穴位和经外奇穴，总计702个穴位的准确定位、最简易的取穴方法、功能主治，以及取穴的一些诀窍。全书采用真人图片来标示穴位，定位更加清晰准确、形象直观，查找更加方便。最后还介绍了手、足全息和反射区示意图，读者可以进行简单的健康自查。

需要特别说明的是，书中部分简易取穴法更适合读者用于穴位的快速定位，或进行按摩、拔罐、刮痧等中医特色疗法的取穴，而对于针灸取穴，一般临床上均采用骨度分寸法等更专业复杂的取穴法，这样定位会更加准确。

我们真诚地希望本书能给读者朋友们提供便利，带去健康、幸福和快乐。

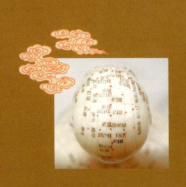

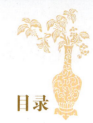

目录

常见病防治特效穴位速查表 ... 14

风寒感冒	14	近视	16
风热感冒	14	颈椎病	16
咳嗽	14	眩晕	16
扁桃体发炎	14	肩周炎	16
咽喉炎	14	风湿性关节炎	16
肺炎	14	落枕	16
偏头痛	14	腰痛	16
头痛	14	膝痛	16
甲状腺肿大	14	肘关节炎	16
腮腺炎	14	坐骨神经痛	16
气管炎,支气管炎	14	三叉神经痛	16
高热惊厥	15	心绞痛	17
百日咳	15	耳鸣,耳聋	17
哮喘	15	牙痛	17
黄疸	15	呃逆	17
鼻炎,鼻窦炎	15	胃炎	17
失眠	15	胃溃疡,十二指肠溃疡	17
高血压	15	腹痛	17
糖尿病	15	胃痛	17
癫痫	15	胆囊炎	17
青光眼	15	消化不良	17
心慌,心悸	15	便秘	17
胸膜炎	15	肠炎	17
结膜炎	16	蛔虫	18

痔疮	18
脚气	18
乳腺炎	18
月经先期	18
月经后期	18
月经先后无定期	18
痛经	18

取穴的原则和诀窍 19

取穴的三种原则 19
邻近部取穴 19
远部取穴 19
对症取穴 19

根据身体反应来取穴 19
取穴定位法 20
骨度分寸法 20
手指同身寸法 22
解剖标志法 23
简便取穴法 23

手太阴肺经 24
中府 25
云门 25
天府 25
侠白 25
尺泽 26
孔最 26
列缺 26
经渠 27
太渊 27
鱼际 27
少商 27

手阳明大肠经 28
商阳 29
二间 29
三间 29
合谷 29
阳溪 30
偏历 30
温溜 30
下廉 30
上廉 31
手五里 32
曲池 31
肘髎 31
手三里 31
臂臑 32
肩髃 32
巨骨 32
天鼎 33
扶突 33
口禾髎 33
迎香 33

足阳明胃经 34
承泣 35
四白 35
巨髎 35

地仓	35	犊鼻	44
大迎	36	足三里	44
颊车	36	上巨虚	45
下关	36	条口	45
头维	37	丰隆	45
人迎	37	下巨虚	46
水突	37	解溪	46
气舍	37	冲阳	46
缺盆	38	陷谷	47
气户	38	内庭	47
库房	38	厉兑	47
屋翳	39		
膺窗	39	**足太阴脾经**	**48**
乳中	39	隐白	49
乳根	39	大都	49
不容	40	太白	49
承满	40	公孙	49
梁门	40	商丘	50
关门	41	三阴交	50
太乙	41	漏谷	50
滑肉门	41	地机	51
天枢	41	阴陵泉	51
外陵	42	血海	51
大巨	42	箕门	51
水道	42	冲门	52
归来	43	府舍	52
气冲	43	腹结	52
髀关	43	大横	53
伏兔	43	腹哀	53
阴市	44	食窦	53
梁丘	44		

天溪	53
胸乡	54
周荣	54
大包	54

手少阴心经 … 55

极泉	56
青灵	56
少海	56
灵道	57
通里	57
阴郄	57
神门	58
少府	58
少冲	58

手太阳小肠经 … 59

少泽	60
前谷	60
后溪	60
腕骨	60
阳谷	61
养老	61
支正	61
小海	62
肩贞	62
天宗	62
臑俞	62
秉风	63
曲垣	63
肩外俞	63
肩中俞	63
天窗	64
天容	64
颧髎	64
听宫	64

足太阳膀胱经 … 65

睛明	66
攒竹	66
眉冲	66
曲差	66
五处	67
承光	67
通天	67
络却	68
玉枕	68
天柱	68
大杼	68
风门	69
肺俞	69
厥阴俞	69
心俞	70
督俞	70
膈俞	70
肝俞	70
胆俞	71
脾俞	71
胃俞	71
三焦俞	72

肾俞	72	秩边	81
气海俞	72	合阳	81
大肠俞	72	承筋	81
关元俞	73	承山	82
小肠俞	73	飞扬	82
膀胱俞	73	跗阳	82
中膂俞	74	昆仑	82
白环俞	74	仆参	83
上髎	74	申脉	83
次髎	74	金门	83
中髎	75	京骨	84
下髎	75	束骨	84
会阳	75	足通谷	84
承扶	76	至阴	84
殷门	76		
浮郄	76	**足少阴肾经**	85
委阳	76	涌泉	86
委中	77	然谷	86
附分	77	太溪	86
魄户	77	大钟	87
膏肓	78	水泉	87
神堂	78	照海	87
譩譆	78	复溜	87
膈关	78	交信	88
魂门	79	筑宾	88
阳纲	79	阴谷	88
意舍	79	横骨	89
胃仓	80	大赫	89
肓门	80	气穴	89
志室	80	四满	89
胞肓	80		

中注	90
肓俞	90
商曲	90
石关	90
阴都	91
腹通谷	91
幽门	91
步廊	92
神封	92
灵墟	92
神藏	93
彧中	93
俞府	93

手厥阴心包经 94

天池	95
天泉	95
曲泽	95
郄门	96
间使	96
内关	96
大陵	97
劳宫	97
中冲	97

手少阳三焦经 98

关冲	99
液门	99
中渚	99
阳池	100
外关	100
支沟	100
会宗	100
三阳络	101
四渎	101
天井	101
清冷渊	101
消泺	102
臑会	102
肩髎	102
天髎	102
天牖	103
翳风	103
瘛脉	103
颅息	103
角孙	104
耳门	104
耳和髎	104
丝竹空	104

足少阳胆经 105

瞳子髎	106
听会	106
上关	106
颔厌	107
悬颅	107
悬厘	107
曲鬓	107
率谷	108
天冲	108

浮白	108	丘墟	117
头窍阴	109	足临泣	117
完骨	109	地五会	118
本神	109	侠溪	118
阳白	109	足窍阴	118
头临泣	110		
目窗	110	**足厥阴肝经**	119
正营	110	大敦	120
承灵	110	行间	120
脑空	111	太冲	120
风池	111	中封	120
肩井	111	蠡沟	121
渊腋	112	中都	121
辄筋	112	膝关	121
日月	112	曲泉	122
京门	112	阴包	122
带脉	113	足五里	122
五枢	113	阴廉	123
维道	113	急脉	123
居髎	114	章门	123
环跳	114	期门	123
风市	114		
中渎	115	**督脉**	124
膝阳关	115	长强	125
阳陵泉	115	腰俞	125
阳交	115	腰阳关	125
外丘	116	命门	125
光明	116	悬枢	126
阳辅	116	脊中	126
悬钟	117		

中枢	126	阴交	135
筋缩	127	神阙	136
至阳	127	水分	136
灵台	127	下脘	136
神道	127	建里	136
身柱	128	中脘	137
陶道	128	上脘	137
大椎	128	巨阙	137
哑门	129	鸠尾	138
风府	129	中庭	138
脑户	129	膻中	138
强间	129	玉堂	138
后顶	130	紫宫	139
百会	130	华盖	139
前顶	130	璇玑	139
囟会	131	天突	140
上星	131	廉泉	140
神庭	131	承浆	140
素髎	131		
水沟	132	**经外奇穴**	141
兑端	132	头颈部奇穴	142
龈交	132	四神聪	142
		当阳	142
任脉	133	印堂	142
会阴	134	鱼腰	142
曲骨	134	上明	143
中极	134	太阳	143
关元	134	耳尖	143
石门	135	球后	143
气海	135	上迎香	144

夹承浆	144
内迎香	144
聚泉	144
海泉	145
金津	145
玉液	145
牵正	145
翳明	146
安眠	146
颈百劳	146

胸腹部奇穴 ……… 147
子宫	147
三角灸	147

背部奇穴 ……… 148
定喘	148
夹脊	148
胃脘下俞	148
痞根	149
下极俞	149
腰眼	149
十七椎	149
腰奇	149

上肢部奇穴 ……… 150
肩前	150
肘尖	150
二白	150
中泉	150
中魁	151
大骨空	151
小骨空	151
腰痛点	151
外劳宫	152
八邪	152
四缝	152
十宣	152

下肢部奇穴 ……… 153
环中	153
髋骨	153
鹤顶	153
百虫窝	153
膝眼	154
胆囊	154
阑尾	154
内踝尖	154
外踝尖	155
八风	155
独阴	155
气端	155

附录 ……… 156
手部全息胚器官	156
手背反射区示意图	156
左、右手掌反射区示意图	157
双足全息图	158
足背反射区示意图	158
足底反射区示意图	159
足内、外两侧反射区示意图	159
取穴常用术语解释	160

常见病防治特效穴位速查表

风寒感冒	大椎(P128)	风门(P69)	列缺(P26)	
风热感冒	大椎(P128)	曲池(P31)	外关(P100)	合谷(P29)
咳嗽	肺俞(P69)	尺泽(P26)	列缺(P26)	
扁桃体发炎	曲池(P31) 外关(P100)	合谷(P29) 涌泉(P86)	肺俞(P69)	
咽喉炎	内庭(P47) 曲池(P31)	外关(P100) 鱼际(P27)	照海(P87)	少商(P27)
肺炎	肺俞(P69) 尺泽(P26)	定喘(P148)	合谷(P29)	少商(P27)
偏头痛	悬颅(P107) 足临泣(P117)	颔厌(P107)	风池(P111)	
头痛	百会(P130)	太阳(P143)	风池(P111)	合谷(P29)
甲状腺肿大	支沟(P100) 肩井(P111)	行间(P120) 颈百劳(P146)	阳陵泉(P115) 手五里(P32)	
腮腺炎	翳风(P103)	颊车(P36)	外关(P100)	合谷(P29)
气管炎，支气管炎	鱼际(P27) 曲池(P31)	尺泽(P26)	孔最(P26)	肺俞(P69)

高热惊厥	大椎(P100)	十宣(P152)	曲池(P31)	合谷(P29)
百日咳	水突(P37) 肺俞(P69)	气舍(P37)	商丘(P50)	风门(P69)
哮喘	肺俞(P69)	天突(P140)	尺泽(P26)	肾俞(P72)
黄疸	至阳(P127) 太冲(P120)	胆俞(P71)	阳陵泉(P115)	
鼻炎，鼻窦炎	列缺(P26) 印堂(P142)	合谷(P29)	迎香(P33)	
失眠	三阴交(P50)	神门(P58)	四神聪(P142)	
高血压	百会(P130)	曲池(P31)	太冲(P120)	太溪(P86)
糖尿病	三阴交(P50) 足三里(P44)	地机(P51) 阳陵泉(P115)	内庭(P47) 然谷(P86)	
癫痫	百会(P130) 水沟(人中)(P132)	涌泉(P86)	照海(P87)	申脉(P83)
青光眼	光明(P116) 攒竹(P66)	胆俞(P71) 阳谷(P61)	头窍阴(P109) 太冲(P120)	
心慌，心悸	郄门(P96) 巨阙(P137)	神门(P58)	心俞(P70)	
胸膜炎	大包(P54) 丘墟(P117)	渊腋(P112) 支沟(P100)	侠溪(P118)	

结膜炎	阳陵泉(P115) 外关(P100)	风池(P111)	侠溪(P118)	
近视	睛明(P66)	光明(P116)	风池(P111)	肝俞(P70)
颈椎病	后溪(P60) 京骨(P84)	肾俞(P72) 夹脊(P148)	风池(P111)	昆仑(P82)
眩晕	百会(P130) 足三里(P44)	脾俞(P71)	胃俞(P71)	
肩周炎	肩髃(P32) 条口(P45)	秉风(P63) 肩髎(P102)	手五里(P32)	承山(P82)
风湿性关节炎	肾俞(P71) 阴陵泉(P51)	心俞(P70) 阳辅(P116)	血海(P51) 漏谷(P50)	
落枕	后溪(P60)	外劳宫(P152)		
腰痛	肾俞(P72)	腰眼(P149)	委中(P77)	
膝痛	鹤顶(P153) 悬钟(P117)	委中(P77)	阴市(P44)	髀关(P43)
肘关节炎	少海(P56) 腕骨(P60)	灵道(P57)	曲池(P31)	下廉(P30)
坐骨神经痛	昆仑(P82) 委中(P77)	环跳(P114)	秩边(P81)	承山(P82)
三叉神经痛	太阳(P143)	四白(P35)	下关(P36)	合谷(P29)

病症	穴位			
心绞痛	心俞(P70) 膻中(P138)	厥阴俞(P69)	内关(P96)	
耳鸣，耳聋	翳风(P103)	听会(P106)	侠溪(P118)	中渚(P99)
牙痛	合谷(P29)	颊车(P36)	下关(P36)	
呃逆	内关(P96)	膈俞(P70)	足三里(P44)	
胃炎	三阴交(P50) 至阳(P127)	阴陵泉(P51) 日月(P112)	脾俞(P71)	
胃溃疡，十二指肠溃疡	梁丘(P44) 胃俞(P71)	足三里(P44) 内关(P96)	公孙(P49)	脾俞(P71)
腹痛	中脘(P137)	神阙(P136)	足三里(P44)	
胃痛	中脘(P137)	内关(P96)	足三里(P44)	
胆囊炎	胆囊(P154) 足临泣(P117)	阳陵泉(P115) 胆俞(P71)	日月(P112) 肝俞(P70)	
消化不良	足三里(P44) 阴陵泉(P51)	中脘(P137) 章门(P123)	脾俞(P71)	
便秘	天枢(P41) 大肠俞(P72)	支沟(P100)	上巨虚(P45)	
肠炎	天枢(P41) 三焦俞(P72)	阴陵泉(P51)	上巨虚(P45)	公孙(P49)

蛔虫	迎香(P33) 上迎香(P144)	四白(P35) 至阳(P127)	胆俞(P71) 阳陵泉(P115)
痔疮	次髎(P74) 二白(P150)	会阳(P75)	承山(P82)
脚气	阳陵泉(P115) 血海(P51)	商丘(P50) 蠡沟(P121)	风市(P114)
乳腺炎	膺窗(P39)	少泽(P60)	太冲(P120)
月经先期	关元(P134)	血海(P51)	
月经后期	气海(P135)	三阴交(P50)	
月经先后无定期	关元(P134)	三阴交(P50)	肝俞(P70)
痛经	中极(P134)	次髎(P74)	地机(P51)

取穴的原则和诀窍

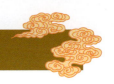

取穴的三种原则

邻近部取穴

邻近部取穴就是在病痛部位的周围取穴,如眼睛的疾病可以取眼睛周围的睛明穴、球后穴、攒竹穴。鼻子的疾病可以取鼻子周围的迎香穴、巨髎穴。

远部取穴

远部取穴就是取离病痛部位较远的穴位,一些穴位不仅能治疗它周围的病变,而且能治疗此穴所在经脉上的远部部位疾病。如手掌上的合谷穴不仅能治疗手部疾病,还能治疗头、颈等部位的疾病。

对症取穴

对症取穴是根据身体症状或病因病机而取穴,根据经络理论和穴位的主治功能取穴。如发热、失眠、多梦、自汗、盗汗、虚脱等病症有时难以取穴,这就需要辩证分析,将病症归属于某个脏腑和经脉,然后再根据一定的原则取穴治疗。

根据身体反应来取穴

穴位,也就是出现反应的地方。身体有异常,穴位上便会出现各种反应。这些反应包括:

1. 用手指一压,会有痛感(压痛或酸胀感)。
2. 以指触摸,有硬块(硬结)。
3. 稍一刺激,皮肤便会刺痒(感觉敏感)。
4. 出现黑痣、斑(色素沉着)。
5. 和周围的皮肤产生温度差(温度变化)。

这些反应有无出现,是有无穴位的重要标志。如果你找到穴位,先压压、捏捏皮肤看看,出现上述反应,即可判断有穴位在此。

取穴定位法

骨度分寸法

骨度分寸法也叫"骨度法",以骨节为主要标志,把人体不同部位的长度和宽度划分若干等份,以此折算量取穴位。

骨度分寸表

部位	起止	骨度分寸	注意
头部	前发际至后发际正中	12寸	若发际线不明显,可以眉心至大椎穴作18寸,则眉心至前发际3寸,大椎穴至后发际3寸
	耳后两乳突之间	9寸	用于度量头部的横寸
胸腹部	天突至胸剑结合中点	9寸	胸部直寸一般根据肋骨计算,每一肋骨折作1寸6分,其中天突穴至璇玑穴作1寸算
	胸剑结合中点至脐中	8寸	
	脐中至耻骨联合上缘	5寸	
	两乳头之间	8寸	胸腹部取穴的横寸,可根据两乳头之间的距离折量,女性可用锁骨中线代替两乳头之间的横寸
背腰部	大椎以下至尾骶	21椎	背部可根据脊椎取穴,肩胛骨下角相当于第7(胸)椎
	两肩胛骨脊柱缘之间	6寸	
上肢部	腋前、后纹头至肘横纹	9寸	用于手三阴经、手三阳经的骨度分寸
	肘横纹至腕横纹	12寸	
下肢部	耻骨联合上缘至股骨内上髁上缘	18寸	用于足三阴经的骨度分寸
	胫骨内髁下缘至内踝高点	13寸	
	股骨大转子至膝中	19寸	用于足三阳经的骨度分寸
	臀横纹至膝中	14寸	
	膝中至外踝高点	16寸	
	外踝高点至足底	3寸	

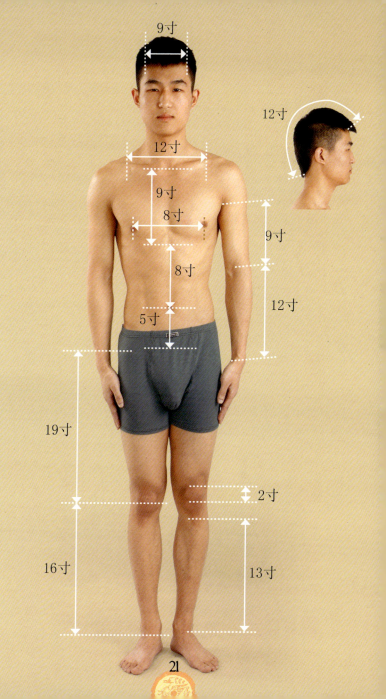

手指同身寸法

　　手指同身寸定位法，又称指寸法，是以自己的手指为标准进行测量定位。常用的手指同身寸有以下3种：

1. 中指同身寸，以被取穴者中指中节两端皱纹头之间的距离作为1寸。

2. 拇指同身寸，以被取穴者拇指的指间关节（拇指皱纹处）的宽度作为1寸。

3. 横指同身寸，将自己的食指、中指、无名指和小指并拢，以中指中节横纹为标准，画条横线，其四指的宽度作为3寸。四指相并曰"一夫"，故此法又称"一夫法"。

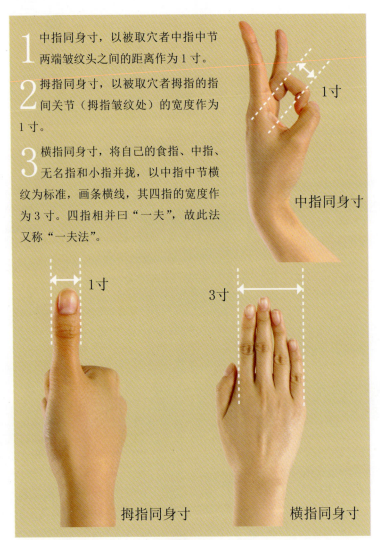

中指同身寸

拇指同身寸　　横指同身寸

解剖标志法

1 固定的标志

指各部位由骨节、肌肉所形成的凸起、凹陷及五官轮廓、发际、指（趾）甲、乳头、肚脐等，是在自然姿势下可见的标志，可以借助这些标志确定俞穴的位置。如以腓骨小头为标志，在其前下方凹陷中定阳陵泉；以足内踝尖为标志，在其上3寸，胫骨内侧缘后方定三阴交；以眉头定攒竹；以脐为标志，脐中即为神阙，其旁开2寸定天枢等。

2 活动的标志

指各部位的关节、肌肉、肌腱及皮肤随着活动而出现的空隙、凹陷、皱纹等，是在活动姿势下才会出现的标志，以此确定俞穴的位置。如在耳屏与下颌关节之间，微张口呈凹陷处取听宫；下颌角前上方约一横指当咬肌隆起、按之凹陷处取颊车等。

简便取穴法

简易取穴法是临床上常用的一种简便易行的取穴法，又称"经验取穴法"。例如：将两手臂自然下垂而立，于股外侧中指尖到达处就是风市穴。两耳尖直上连线中点取百会穴。手半握拳，以中指的指尖切压在掌心的第二横纹上取劳宫穴。为了方便初级读者，本书取穴法多为简易取穴法。

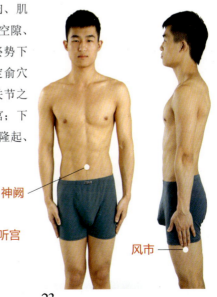

手太阴肺经

经脉循行
从腹部起,从上往下连接大肠,然后返回,沿胃的上口,穿过膈肌进入肺部,然后沿气管和喉咙到达胸壁外上方,转向下到腋窝,然后沿上臂前外侧向下,至肘中后再沿前臂桡侧下行至寸口(手腕脉搏处),又沿手掌边到达拇指外侧顶端。
支脉从腕后桡骨茎突(手背手臂连接处突出的骨头)上方分出,经过手背虎口一侧一直到食指顶端,脉气由此与手阳明大肠经相接。

联络脏腑器官
肺、胃、大肠、肺系、喉部。

主治病症
咳嗽、气喘、肺胀满等呼吸系统疾病和胸痛、肩背痛等病症。

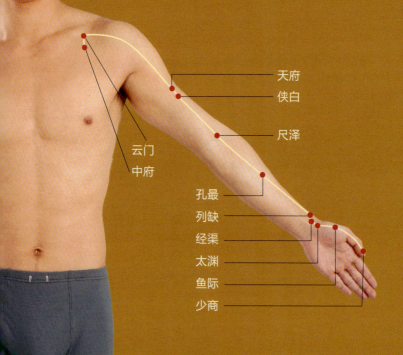

天府
侠白
尺泽
云门
中府
孔最
列缺
经渠
太渊
鱼际
少商

中府 Zhongfu

定 位 胸外侧部,云门下1寸,平第一肋间隙处,距身体前正中线6寸。

快速取穴 双手叉腰,从锁骨外侧端下方的凹陷处向下量一横指即为该穴。

功能主治 止咳平喘,清泻肺热,健脾补气。适用于咳嗽,气喘,肺胀满,胸痛,肩背痛等病症。

云门 Yunmen

定 位 胸外侧部,肩胛骨喙突上方,锁骨下窝凹陷处,距前正中线6寸。

快速取穴 锁骨外1/3折点下方凹陷处。

功能主治 清肺理气,泻四肢热。适用于咳嗽,气喘,胸痛,肩背痛等病症。

天府 Tianfu

定 位 位于臂内侧面,肱二头肌桡侧缘,腋前纹头(即腋窝皱襞前端)下3寸处。

快速取穴 坐位或卧位,在腋窝皱襞上端下3寸,肱二头肌桡侧缘取穴。

功能主治 调理肺气,安神定志。适用于支气管炎,哮喘,鼻出血,吐血,肩臂部疼痛等病症。

侠白 Xiabai

定 位 位于臂内侧面,肱二头肌桡侧缘,腋前纹头下4寸,或肘横纹上5寸处。

快速取穴 手臂向前平伸,低头,鼻尖接触到的上臂内侧部位即为侠白穴。

功能主治 宣肺理气,宽胸和胃。适用于呕吐、胸闷、支气管炎,支气管哮喘,肺炎,心动过速,上臂内侧神经痛等病症。

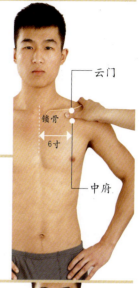

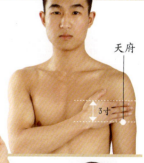

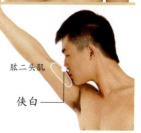

尺泽 Chize

定　位 位于肘横纹中，肱二头肌腱桡侧凹陷处。

快速取穴 仰掌并微屈肘，将手臂上举，在手臂内侧中央处有粗大的筋腱，靠这条大筋的外边的肘弯横纹上的凹陷处，压之有酸胀感，即为该穴。

功能主治 清泻肺热。适用于肺炎，支气管炎，咽喉肿痛，肘关节病，小儿抽搐，小便失禁等病症。

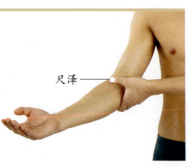

孔最 Kongzui

定　位 位于前臂掌面桡侧，在尺泽与太渊连线上，腕横纹上7寸处。

快速取穴 用大拇指从尺泽与太渊连线的中点向上量一横指处。

功能主治 清热止血，润肺理气。适用于肺结核或支气管扩张引起的咳嗽、咳血，鼻出血，咽喉炎，支气管炎，支气管哮喘；肘臂痛，手关节痛等病症。

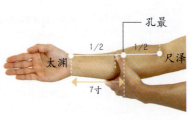

列缺 Lieque

定　位 位于前臂桡侧缘，桡骨茎突上方，腕横纹上1.5寸处。肱桡肌与拇长展肌肌腱之间。

快速取穴 两手虎口相交，食指尖端接触的凹陷处。

功能主治 止咳平喘，理气止痛，利水通淋。适用于感冒，哮喘，面神经麻痹，三叉神经痛，头痛，颈椎病，脑血管后遗症，高血压，遗尿、尿潴留等病症。

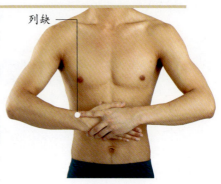

手太阴肺经

经渠 Jingqu

定 位 位于前臂掌面桡侧，桡骨茎突与桡动脉之间凹陷处，腕横纹上 1 寸。

快速取穴 上臂伸直，掌心向上，从腕横纹向上量取 1 寸，桡骨茎突尺侧缘即为经渠穴。

功能主治 宣肺利咽，降逆平喘。适用于气管炎，支气管炎，哮喘，肺炎，扁桃体炎，发热，胸痛，呃逆等病症。

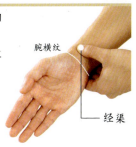

腕横纹

经渠

太渊 Taiyuan

定 位 位于腕掌侧横纹桡侧，能触摸到桡动脉搏动处。

快速取穴 上臂伸直，掌心向上，先找到腕横纹，于其桡侧摸到桡动脉搏动处即为太渊穴。

功能主治 止咳化痰，通调血脉。适用于咳嗽，咽喉肿痛，扁桃体炎，肺炎，心动过速，无脉症，呃逆等病症。

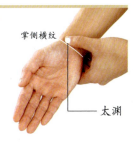

掌侧横纹

太渊

鱼际 Yuji

定 位 位于手拇指本节（第一掌指关节）后凹陷处，当第一掌骨中点桡侧，赤白肉际处。

快速取穴 在第一掌指关节后，第一掌骨中点，掌后白肉隆起的边缘按压有酸胀处。

功能主治 清热，利咽。适用于感冒，咳嗽，扁桃体炎，支气管炎，支气管哮喘；多汗症等病症。

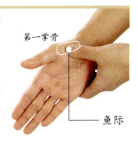

第一掌骨

鱼际

少商 Shaoshang

定 位 位于手拇指末节桡侧，距指甲角 0.1 寸（指寸）处。

快速取穴 拇指伸直，先确定桡侧指甲角，在旁开 0.1 寸处即为少商穴。

功能主治 解表清热，通利咽喉。适用于扁桃体炎，腮腺炎，感冒发热，肺炎，失音，盗汗等病症。

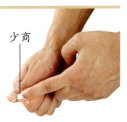

少商

手太阴肺经

手阳明大肠经

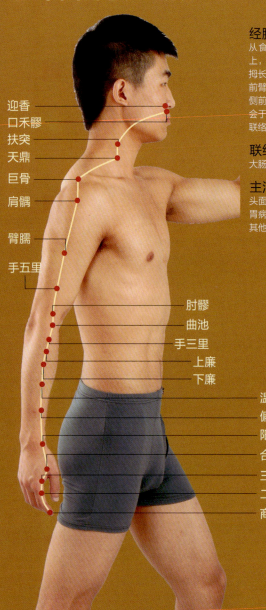

经脉循行
从食指末端起，沿食指桡侧缘向上，经过第一、第二掌骨间，进入拇长伸肌腱和拇短伸肌腱之间，沿前臂桡侧，进入肘外侧，经上臂外侧前边上肩，从肩峰部前边向上交会于颈部，转向下，经锁骨上窝，联络肺，通过横膈膜，属于大肠。

联络脏腑器官
大肠、肺、口、面颊、下齿、鼻。

主治病症
头面五官疾患、热病、皮肤病、肠胃病、神志病等，经脉循行部位的其他病症。

迎香
口禾髎
扶突
天鼎
巨骨
肩髃
臂臑
手五里
肘髎
曲池
手三里
上廉
下廉
温溜
偏历
阳溪
合谷
三间
二间
商阳

商阳 Shangyang

定 位 位于手食指末节桡侧,距指甲角0.1寸。

快速取穴 伸指俯掌,沿手食指指甲底部与桡侧缘引线的交点处,距指甲角0.1寸,即为本穴。

功能主治 清热解表,苏厥开窍。适用于牙痛,咽炎、喉炎、腮腺炎、昏迷、扁桃体炎等病症。

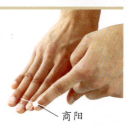

二间 Erjian

定 位 微握拳,在手食指第二掌指关节前,桡侧凹陷处。

快速取穴 自然弯曲食指,找到第二掌指关节,向指尖摸到关节结束处,在靠拇指侧,食指颜色深浅变化交界处。

功能主治 解表、清热、利咽。适用于咽炎、喉炎、牙痛、鼻出血、麦粒肿、扁桃体炎、肩周炎等病症。

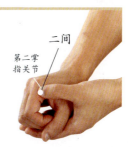

三间 Sanjian

定 位 微握拳,在手食指本节(第二掌指关节)后,桡侧凹陷处。

快速取穴 自然弯曲食指,找到第二掌指关节,向掌根方向摸到关节结束处,在靠拇指侧,食指颜色深浅变化交界处。

功能主治 泻热止痛、利咽。适用于牙痛、急性结膜炎、青光眼、三叉神经痛、扁桃体炎、手指肿痛、肩关节周围炎等病症。

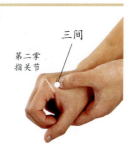

合谷 Hegu

定 位 位于手背,第一、第二掌骨间,当第二掌骨桡侧的中点处。

快速取穴 两手交握,一手拇指指间横纹压在虎口上,屈指,拇指尖正对之处。

功能主治 疏风解表、理气止痛。适用于感冒、头痛、咽炎、便秘、腹痛、鼻炎、耳聋、痛经等病症。

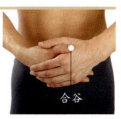

阳溪 Yangxi

定位 位于腕背横纹桡侧,手拇指上跷起时,当拇短伸肌腱与拇长伸肌腱之间的凹陷中。

快速取穴 手拇指向上跷起,顺着拇指背侧找到腕横纹处,两条肌腱之间的凹陷处。

功能主治 清热散风,通利关节。适用于鼻炎,耳聋,耳鸣,结膜炎,角膜炎,面神经麻痹,精神病,扁桃体炎等病症。

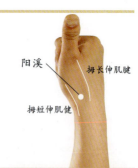

偏历 Pianli

定位 屈肘,位于前臂背面桡侧,在阳溪与曲池连线上,腕横纹上 3 寸。

快速取穴 两手虎口垂直交叉,中指端落在前臂背面,所指的凹陷处即为该穴。

功能主治 清热利尿,通经活络。适用于鼻出血,结膜炎,耳聋,耳鸣,牙痛,面神经麻痹,扁桃体炎,前臂神经痛,水肿等病症。

温溜 Wenliu

定位 屈肘,位于前臂背面桡侧,在阳溪与曲池的连线上,腕横纹上 5 寸。

快速取穴 伸臂,掌向下,从阳溪与曲池连线的中点处向下量一横指处,即为本穴。

功能主治 清热理气。适用于口腔炎,腮腺炎,扁桃体炎,肠鸣,腹痛面神经麻痹等病症。

下廉 Xialian

定位 位于前臂背面桡侧,在阳溪与曲池连线上,肘横纹下 4 寸。

快速取穴 将曲池与阳溪连线,连线的上 1/3 与下 2/3 交界处即为本穴。

功能主治 调理肠胃,通经活络。适用于网球肘,肘关节炎,腹痛等病症。

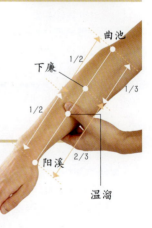

手阳明大肠经

上廉 Shanglian

定 位 位于前臂背面桡侧，在阳溪与曲池连线上，肘横纹下3寸。

快速取穴 做阳溪和曲池的连线，从曲池穴向下量取3寸处，即为上廉穴。

功能主治 调理肠胃，通经活络。适用于肩周炎，网球肘，脑血管病后遗症，肠鸣腹痛等病症。

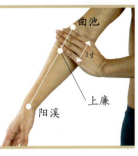

手三里 Shousanli

定 位 位于前臂背面桡侧，在阳溪与曲池连线上，肘横纹下2寸。

快速取穴 做阳溪和曲池的连线，从曲池穴向下量取2寸处，即为手三里穴。

功能主治 通经活络，清热明目，调理肠胃。适用于腰痛，肩臂痛，上肢麻痹，肠炎，消化不良，牙痛，口腔炎，感冒等病症。

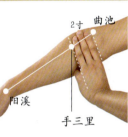

曲池 Quchi

定 位 位于肘横纹外侧端，屈肘，在尺泽与肱骨外上髁连线中点。

快速取穴 屈肘成直角，肘弯横纹尽头处即为本穴。

功能主治 清热和营，降逆活络。适用于急性脑血管病后遗症，肩周炎，肘关节炎，发热，肺炎，扁桃体炎，乳腺炎，高血压等病症。

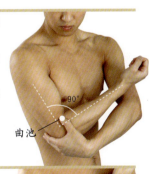

肘髎 Zhouliao

定 位 位于臂外侧，屈肘，曲池上方1寸，当肱骨边缘处。

快速取穴 沿曲池穴，向上量取1寸处，即为肘髎穴。

功能主治 舒筋活络。适用于肩周炎，网球肘等肘关节病等病症。

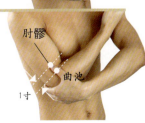

手阳明大肠经

手五里 Shouwuli

定　位　位于臂外侧，在曲池与肩髃连线上，曲池上3寸处。

快速取穴　手臂外侧，在曲池与肩髃连线上，取曲池上3寸处，即为手五里穴。

功能主治　理气散结，通经活络。适用于咯血，肺炎，扁桃体炎，胸膜炎，嗜睡，肋间神经痛，偏瘫，上肢疼痛等病症。

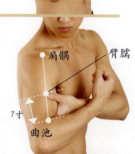

臂臑 Binao

定　位　位于臂外侧，三角肌止点处，在曲池与肩髃连线上，曲池上7寸。

快速取穴　在曲池和肩髃之间连线，从曲池往上量7寸即为臂臑穴。

功能主治　清热明目，通经通络。适用于上肢瘫痪或疼痛，肩周炎，颈淋巴结核，头痛等病症。

肩髃 Jianyu

定　位　位于肩部，三角肌上，臂外展，或向前平伸时，在肩峰前下方凹陷处。

快速取穴　臂外展时，在肩峰前下方的凹陷处。

功能主治　通经活络，疏散风热。适用于急性脑血管病后遗症，肩周炎，高血压，乳腺炎，风疹等病症。

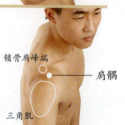

巨骨 Jugu

定　位　位于肩上部，在锁骨肩峰端与肩胛冈之间凹陷处。

快速取穴　沿着锁骨向外摸至肩峰端，再找到背部肩胛冈，锁骨肩峰端和肩胛冈之间的凹陷处，即为巨骨穴。

功能主治　通经活络。适用于肩关节周围炎，肩关节及肩部软组织损伤，吐血，胃出血，颈淋巴结核，高热痉挛，下牙痛等病症。

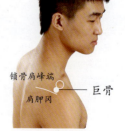

手阳明大肠经

天鼎 Tianding

定 位 位于颈外侧部，胸锁乳突肌后缘，在喉结旁，扶突与缺盆连线中点。

快速取穴 在颈外侧部，先找到扶突，再找到锁骨上窝中央，两者之间连线的中点处。

功能主治 清利咽喉，理气散结。适用于甲状腺肿，喉炎，颈淋巴结核，扁桃体炎等病症。

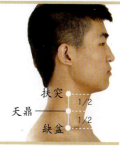

扶突 Futu

定 位 位于颈外侧部，喉结旁，在胸锁乳突肌的前、后缘之间。

快速取穴 先找到喉结，再找到胸锁乳突肌（从耳后面开始由上外向内下走行的肌肉，在颈部分为前后两条），平喉结，当胸锁乳突肌前后缘之间处，即为扶突穴。

功能主治 清咽消肿，理气降逆。适用于甲状腺肿，甲状腺机能亢进，急性舌骨肌麻痹，嘶哑，咽喉炎；呃逆，唾液分泌异常，喘息，低血压等病症。

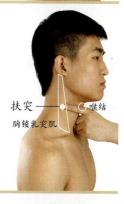

口禾髎 Kouheliao

定 位 位于上唇部，鼻孔外缘直下，平水沟。

快速取穴 在上唇部，鼻孔外缘直下，平鼻唇沟上 1/3 处，即为口禾髎。

功能主治 祛风清热，开窍。适用于鼻炎，鼻出血，嗅觉减退，鼻息肉，咀嚼肌痉挛，面神经麻痹，面肌痉挛，腮腺炎等病症。

迎香 Yingxiang

定 位 位于鼻翼外缘中点旁，在鼻唇沟中。

快速取穴 鼻翼外缘当鼻唇沟中，即为迎香。

功能主治 祛风通窍，理气止痛。适用于鼻炎，鼻窦炎，鼻出血，鼻息肉，胆道蛔虫症，便秘，面神经麻痹等病症。

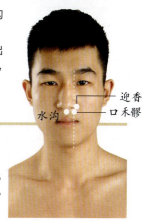

手阳明大肠经

足阳明胃经

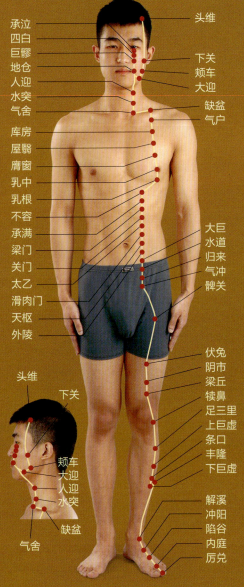

经脉循行

从鼻翼旁两侧起,沿鼻的侧面向上,交会于鼻上部,向两侧连接眼,与足太阳经交汇,转向下,沿鼻柱外侧向下,进入上齿内绕出,环绕嘴唇,在唇沟处左右相交,退回,沿下颌骨后向下,然后沿颌角向上到耳前面,然后沿发际到额前。

第一条支线从大迎穴前方下行到人迎穴,沿喉向下后行至大椎,折向前,入缺盆,下行穿过膈肌,属胃,络脾。

第二条支线是从缺盆出体表,沿乳中线向下,在肚脐两侧约2寸继续向下,下行至腹股沟外的气冲穴。

第三条支线从胃下口幽门处分出,沿腹腔内下行到气冲穴,与直行之脉会合,向下到大腿前侧,至膝膑沿下肢胫骨前缘下行至足背,到达足第二趾外侧端。

第四条支线从膝下3寸处(足三里)分出,向下从中趾外侧端。

第五条支线从足背上冲阳穴分出,前行入足大趾内侧端(隐白),交于足太阴脾经。

联络脏腑器官

鼻、唇、口、目、耳、胃、脾、咽喉、膈等。

主治病症

主治消化系统、神经系统、呼吸系统、循环系统和头、眼、鼻、口等器官病症,以及本经脉所经过部位的病症。

承泣 Chengqi

定　位 位于面部，瞳孔直下，在眼球与眼眶下缘之间。

快速取穴 眼朝前看，取眼睛黑睛中点垂直向下，定义为纵轴，眼眶下缘线定义为横轴，两轴相交点即为承泣穴。

功能主治 散风清热，明目止泪。适用于急、慢性结膜炎，近视，远视，流泪，青光眼，夜盲症，角膜炎，视神经萎缩，白内障，面神经麻痹等病症。

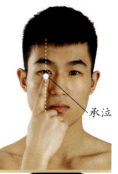
承泣

四白 Sibai

定　位 位于面部，目正视瞳孔直下，在眼眶下孔凹陷处。

快速取穴 承泣垂直往下摸，在面部颧骨上有一凹陷处，即为四白。

功能主治 祛风明目，通经活络。适用于三叉神经痛，面神经麻痹，面肌痉挛，角膜炎，近视，青光眼，夜盲，结膜瘙痒，鼻窦炎，头痛，眩晕等病症。

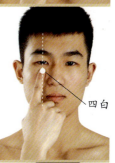
四白

巨髎 Juliao

定　位 位于面部，瞳孔直下，平鼻翼下缘处，在鼻唇沟外侧。

快速取穴 眼朝前看，取眼睛黑睛中点垂直线向下，与平鼻子下缘线的相交点即为巨髎。

功能主治 清热熄风，明目退翳。适用于面神经麻痹，面肌痉挛，青光眼，近视，白内障，结膜炎等病症。

巨髎

地仓 Dicang

定　位 位于面部，口角外侧，上直瞳孔。

快速取穴 眼朝前看，眼睛黑睛中点垂直线向下，与平口角处的水平线的相交点即为地仓。

功能主治 祛风止痛，舒筋活络。适用于面神经麻痹，面肌痉挛，口角炎，小儿流涎等病症。

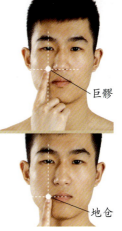
地仓

足阳明胃经

大迎 Daying

定　位 位于下颌角前方，咬肌附着部的前缘，在面动脉搏动处。

快速取穴 闭口鼓气，下颌角前下方出现一沟行凹陷，在凹陷的下端有搏动感的地方即为本穴。

功能主治 祛风通络，消肿止痛。适用于龋齿痛，智齿冠周炎，眼睑痉挛，颈淋巴结核，面神经麻痹，面肌痉挛，三叉神经痛等病症。

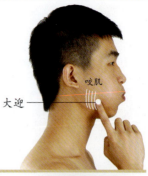

颊车 Jiache

定　位 位于面颊部，下颌角前上方约一横指（中指），当咀嚼时咬肌隆起时出现的凹陷处。

快速取穴 咬牙时，在其面颊部有一绷紧隆起的肌肉最高点，按之放松，即为颊车。

功能主治 祛风清热，开关通络。适用于牙髓炎，冠周炎，腮腺炎，下颌关节炎，咬肌痉挛，面神经麻痹，三叉神经痛，脑血管病后遗症，甲状腺肿等病症。

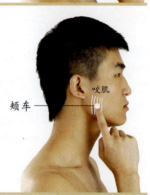

下关 Xiaguan

定　位 位于面部耳前方，在颧弓与下颌切迹所形成的凹陷中。

快速取穴 先找到颧骨（面部中央隆起的骨头），由颧骨向耳部方向移行，就会找到颧弓，其下方有一凹陷，张口时该凹陷闭合和突起，并按之酸胀，此凹陷即为本穴。

功能主治 消肿止痛，聪耳通络。适用于牙痛，颞颌关节功能紊乱，下颌关节脱位，下颌关节炎，咬肌痉挛，耳聋，耳鸣，面神经麻痹，三叉神经痛，眩晕，足跟痛等病症。

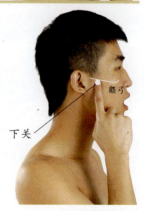

—— 足阳明胃经

头维 Touwei

定位 位于头侧部，在额角发际上0.5寸，头正中线旁4.5寸。

快速取穴 取额角发际上0.5寸做水平线为横轴，头正中线旁开4.5寸做垂直线为纵轴，两轴相交点即为头维穴。

功能主治 清头明目，止痛镇痉。适用于偏头痛，前额神经痛，面神经麻痹；高血压病等病症。

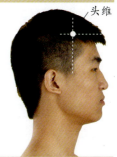

人迎 Renying

定位 位于颈部，喉结旁，在胸锁乳突肌的前缘，颈总动脉搏动处。

快速取穴 在颈部喉结旁，找到颈动脉搏动之处，旁边的胸锁乳突肌前缘，即为人迎。

功能主治 利咽散结，理气降逆。适用于头痛，心脏神经官能症；咽喉炎，扁桃腺炎，哮喘等病症。

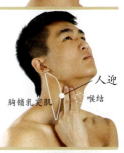

水突 Shuitu

定位 位于颈部，胸锁乳突肌的前缘，在人迎与气舍连线的中点。

快速取穴 找到人迎与气舍，两穴连线的中点处即为水突穴。

功能主治 清热利咽，降逆平喘。适用于支气管炎，哮喘，百日咳，喉头炎，咽炎，扁桃腺炎等病症。

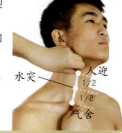

气舍 Qishe

定位 位于颈部，在锁骨内侧端的上缘，胸锁乳突肌的胸骨头与锁骨头之间。

快速取穴 用力侧转头，胸锁乳突肌在颈部明显隆起。在胸锁乳突肌的胸骨头、锁骨头和锁骨根部围成的凹陷中按压有痛感，此凹陷处即为气舍。

功能主治 清咽利肺，理气散结。适用于咽炎，扁桃体炎，喉炎，支气管炎，哮喘，百日咳，颈淋巴结核等病症。

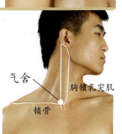

足阳明胃经

缺盆 Quepen

定 位 位于锁骨上窝中央,距前正中线4寸。

快速取穴 在锁骨上面的凹陷处中央,由前正中线向旁取4寸处,即为缺盆。

功能主治 宽胸利膈,止咳平喘。适用于扁桃体炎,气管炎,支气管哮喘,胸膜炎,呃逆,颈淋巴结核,甲状腺肿大,肩部软组织病变等病症。

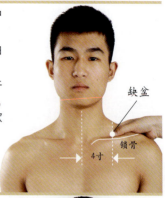

气户 Qihu

定 位 位于胸部,在锁骨中点下缘,距前正中线4寸。

快速取穴 在胸部锁骨下缘处,前正中线旁开4寸处,即为气户。

功能主治 理气宽胸,止咳平喘。适用于慢性支气管炎,哮喘,胸膜炎,肋软骨炎,肋间神经痛等病症。

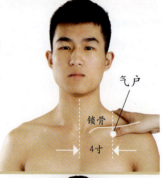

库房 Kufang

定 位 位于胸部,在第一肋间隙,距前正中线4寸。

快速取穴 在胸部由锁骨往下数,找到第一肋与第二肋之间,由前正中线向旁取4寸处,即为库房。

功能主治 理气宽胸,清热化痰。适用于支气管炎,支气管扩张,肺炎,肺气肿,胸膜炎等病症。

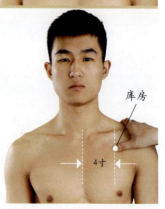

足阳明胃经

屋翳 Wuyi

定位 位于胸部,在第二肋间隙,距前正中线4寸。

快速取穴 由锁骨往下数,找到第二肋与第三肋之间,正中线向旁取4寸处,即为屋翳。

功能主治 止咳化痰,消痈止痒。适用于支气管炎,胸膜炎,乳腺炎等病症。

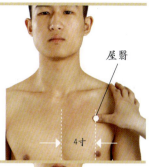

膺窗 Yingchuang

定位 位于胸部,在第三肋间隙,距前正中线4寸。

快速取穴 在第三肋与第四肋之间,由前正中线向旁取4寸处,即为膺窗。

功能主治 止咳宁嗽,消肿清热。适用于支气管炎,哮喘,胸膜炎,肠炎,乳腺炎,肋间神经痛等病症。

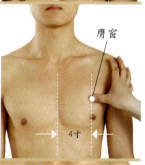

乳中 Ruzhong

定位 位于胸部,在第四肋间隙,乳头中央,距前正中线4寸。

取穴:乳头所在处即为乳中。

功能主治 调气醒神。一般不作为按摩选穴。

乳根 Rugen

定位 位于胸部,在乳头直下,乳房根部,第五肋间隙,距前正中线4寸。

快速取穴 在第五肋与第六肋之间,由前正中线向旁取4寸处,或乳头直下,乳房根部处,即为乳根。

功能主治 通乳化瘀,宣肺理气。适用于乳汁不足,乳腺炎,哮喘,慢性支气管炎,胸膜炎,肋间神经痛,臂丛神经痛等病症。

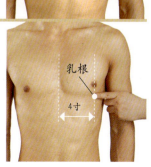

足阳明胃经

不容 Burong

定位 位于上腹，在脐中上6寸，距前正中线2寸。

快速取穴 从胸剑联合中点沿正中线向下量4横指，再水平旁开3横指，按压有酸胀感处即为本穴。

功能主治 调中和胃，理气止痛。适用于胃炎，胃扩张，神经性呕吐，消化不良，腹痛，咳嗽，哮喘等病症。

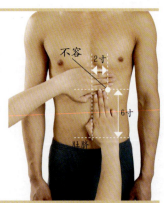

承满 Chengman

定位 位于上腹部，在脐上5寸，距前正中线2寸。

快速取穴 取肚脐中点上5寸处，再旁开2寸，即为承满。

功能主治 理气和胃，降逆止呕。适用于胃、十二指肠溃疡，胃痉挛，急慢性胃炎，消化不良，肝炎，痢疾，肠炎等病症。

梁门 Liangmen

定位 位于上腹部，在脐中上4寸，距前正中线2寸。

快速取穴 取肚脐中点上4寸处，再旁开2寸，即为梁门。

功能主治 和胃理气，健脾调中。适用于胃痉挛，胃炎，胃神经官能症，肠炎，痢疾，消化不良等病症。

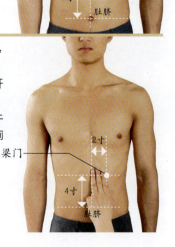

—— 足阳明胃经

关门 Guanmen

定 位 位于上腹部，在脐中上3寸，距前正中线2寸。

快速取穴 取肚脐中点上3寸处，再旁开2寸，即为关门。

功能主治 调理肠胃，利水消肿。适用于胃炎，胃痉挛，肠炎，腹水，便秘，遗尿，水肿等病症。

太乙 Taiyi

定 位 位于上腹部，在脐中上2寸，距前正中线2寸。

快速取穴 取肚脐中点上2寸处，再旁开2寸，即为太乙。

功能主治 涤痰开窍，镇惊安神。适用于急性胃炎，消化不良，肠鸣，腹胀，癔病，癫痫，精神病，遗尿等病症。

滑肉门 Huaroumen

定 位 位于上腹部，在脐中上1寸，距前正中线2寸。

快速取穴 取肚脐中点上1寸处，再旁开2寸，即为滑肉门。

功能主治 镇惊安神，清心开窍。适用于癫痫，精神病，子宫内膜炎，月经不调，舌炎，舌下腺炎，慢性胃肠炎等病症。

天枢 Tianshu

定 位 位于腹中部，距脐中2寸。

快速取穴 取肚脐中点，旁开2寸处，即为天枢。

功能主治 调中和胃，理气健脾。适用于急性胃肠炎，小儿腹泻，痢疾，便秘，胆囊炎，肝炎，痛经，子宫内膜炎，肾炎等病症。

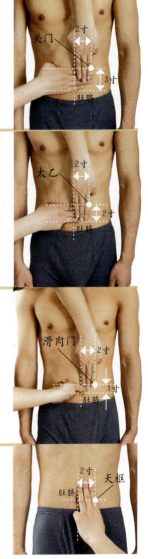

足阳明胃经

外陵 Wailing

定位 位于下腹部，在脐中下1寸，距前正中线2寸。

快速取穴 从肚脐沿前正中线向下量一横指，再沿水平方向向旁边量三横指，按压有酸胀感处即为外陵。

功能主治 和胃化湿，理气止痛。适用于胃炎，肠炎，肠痉挛，阑尾炎，痛经等病症。

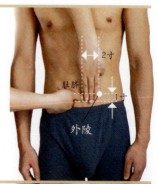

大巨 Daju

定位 位于下腹部，在脐中下2寸，距前正中线2寸。

快速取穴 从肚脐沿前正中线向下量三横指，再沿水平线向旁边量三横指，按压有酸胀感处即为大巨。

功能主治 调肠胃，固肾气。适用于阑尾炎，肠炎，肠梗阻，便秘，腹痛，膀胱炎，尿道炎，睾丸炎，遗精，早泄，阳痿，失眠等病症。

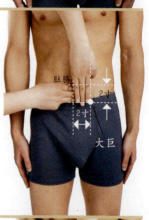

水道 Shuidao

定位 位于下腹部，在脐中下3寸，距前正中线2寸。

快速取穴 从肚脐沿前正中线向下量四横指，再沿水平线向旁边量三横指，按压有酸胀感处即为水道。

功能主治 利水消肿，调经止痛。适用于肾炎，膀胱炎，尿道炎，睾丸炎，盆腔炎，子宫病，卵巢病，痛经，小便不利，脱肛，便秘等病症。

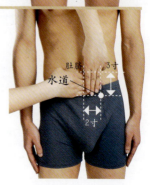

—— 足阳明胃经

归来 Guilai

定位 位于下腹部,在脐中下4寸,距前正中线2寸。

快速取穴 肚脐中点下4寸处,再旁开2寸,即为归来。

功能主治 活血化瘀,调经止痛。适用于月经不调,痛经、盆腔炎、闭经、卵巢炎、子宫内膜炎等病症。

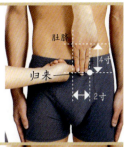

气冲 Qichong

定位 位于腹股沟稍上方,在脐中下5寸,距前正中线2寸。

快速取穴 取肚脐中点下5寸处,旁开2寸,即为气冲。

功能主治 调经血,理气止痛。适用于泌尿系感染、前列腺炎、睾丸炎、疝气、痛经、月经不调、功能性子宫出血、不孕等病症。

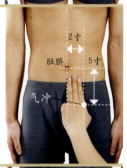

髀关 Biguan

定位 位于大腿前面,髂前上棘与髌底外侧端的连线上,屈股时,平会阴,居缝匠肌外侧凹陷处。

快速取穴 先做髂骨最前点与髌骨底外侧端的连线,为纵轴;再做一平行于会阴部的水平线,为横轴。两轴相交处,即为髀关。

功能主治 强腰膝,通经络。适用于下肢瘫痪、股内、外肌痉挛、下肢麻痹疼痛、膝关节痛等病症。

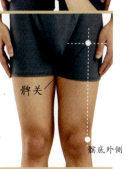

伏兔 Futu

定位 位于大腿前面,在髂前上棘与髌底外侧端连线上,髌底上6寸。

快速取穴 手掌后第一横纹中点按在髌骨上端的中点,四指并拢压在大腿上,中指尖所接触处。

功能主治 散寒化湿,疏通经络。适用于风湿性关节炎、股外侧皮神经炎、下肢瘫痪等病症。

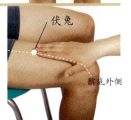

阴市 Yinshi

定　位 位于大腿前面，在髂前上棘与髌底外侧端的连线上，髌底上3寸。

快速取穴 做髂骨最前点与髌骨底外侧端的连线，从髌骨底向上取3寸，即为阴市。

功能主治 温经散寒，理气止痛。适用于风湿性关节炎，髌上滑囊炎，髌骨软化症，脑血管病后遗症，糖尿病，水肿等病症。

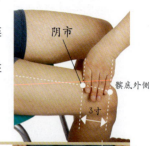

梁丘 Liangqiu

定　位 屈膝，位于大腿前面，在髂前上棘与髌底外侧端的连线上，髌骨外上缘上2寸。

快速取穴 做髂骨最前点与髌骨底外侧端的连线，从髌骨底向上取2寸，即为梁丘。

功能主治 理气和胃，通经活络。适用于胃痉挛，胃炎，腹泻，乳腺炎，痛经，风湿性关节炎，髌上滑囊炎，髌骨软化症，膝关节病变等病症。

犊鼻 Dubi

定　位 屈膝，位于膝部，髌骨与髌韧带外侧凹陷中。

快速取穴 屈膝，在膝部找到髌骨下缘外侧，该凹陷中央处，即为犊鼻。

功能主治 通经活络，消肿止痛。适用于膝关节炎，膝部神经痛或麻木，下肢瘫痪，足跟痛等病症。

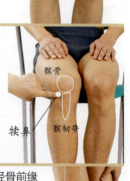

足三里 Zusanli

定　位 位于小腿前外侧，在犊鼻下3寸，距胫骨前缘一横指。

快速取穴 站立，弯腰。同侧手张开虎口围住髌骨上外缘，其余四指向下，中指尖所指处即为足三里。

功能主治 健脾和胃，通经活络。适用于急、慢性胃肠炎，痢疾，阑尾炎，便秘，冠心病，贫血，耳鸣，失眠，高血压等病症。

—— 足阳明胃经

上巨虚 Shangjuxu

定位 位于小腿前外侧，在犊鼻下6寸，距胫骨前缘一横指（中指）。

快速取穴 屈膝，从足三里向下量四横指，在胫骨和腓骨之间的凹陷处。

功能主治 调和肠胃，通经活络。适用于阑尾炎，胃肠炎，泄泻，痢疾，疝气，便秘，消化不良，脑血管病后遗症，下肢麻痹或痉挛，膝关节肿痛等病症。

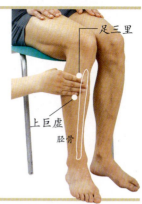

条口 Tiaokou

定位 位于小腿前外侧，在犊鼻下8寸，距胫骨前缘一横指（中指）。

快速取穴 坐位屈膝，在腘横纹与外踝尖之间连一条线，过这条线的中点作一条垂线，从中点沿垂线向外量一横指。在胫、腓骨之间触摸到一凹陷，即为条口。

功能主治 舒筋活络，理气和中。适用于肩周炎，膝关节炎，下肢瘫痪，胃痉挛，肠炎，扁桃体炎等病症。

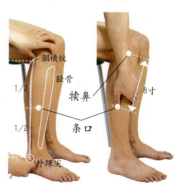

丰隆 Fenglong

定位 位于小腿前外侧，在外踝尖上8寸，条口外，距胫骨前缘二横指（中指）。

快速取穴 坐位屈膝，在犊鼻和外踝尖之间连一条线，在这条线的中点处，腓骨略前方按压有沉重感的地方即为该穴。

功能主治 健脾化痰，和胃降逆。适用于失眠，头痛，高血压，脑溢血，急、慢性支气管炎，咳嗽痰多，便秘，肥胖症，腿膝酸痛，肩周炎等病症。

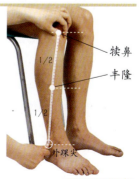

足阳明胃经

下巨虚 Xiajuxu

定　位 位于小腿前外侧，在犊鼻下9寸，距胫骨前缘一横指（中指）。

快速取穴 坐位屈膝，从条口穴往下量一横指的凹陷处即为该穴。

功能主治 调肠胃，通经络，安神志。适用于急慢性肠炎，急慢性肝炎，胰腺炎，癫痫，精神病，下肢瘫痪，下肢麻痹痉挛等病症。

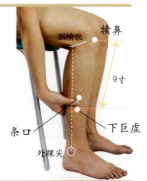

解溪 Jiexi

定　位 位于足背与小腿交界处的横纹中央凹陷中，在踇长伸肌腱与趾长伸肌腱之间。

快速取穴 在踝关节上，足背与小腿交界处的横纹中央凹陷处，位于足背两条肌腱之间，即为解溪。

功能主治 舒筋活络，清胃化痰，镇惊安神。适用于癫痫，头痛，运动系统疾病，胃炎，肠炎，高血压等病症。

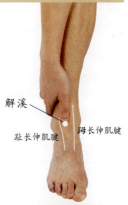

冲阳 Chongyang

定　位 位于足背最高处，在踇长伸肌腱与趾长伸肌腱之间，足背动脉搏动处。

快速取穴 在足背最高处，两条肌腱之间，可以触摸到足背动脉搏动之处，即为冲阳。

功能主治 和胃化痰，通络宁神。适用于面神经麻痹，眩晕，胃痉挛，胃炎，风湿性关节炎，足扭伤，牙痛等病症。

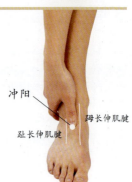

—— 足阳明胃经

陷谷 Xiangu

定 位 位于足背,在第二、第三跖骨结合部前方凹陷处。

快速取穴 在足背,第二、第三跖骨(连接脚趾的骨头)结合部前方凹陷处,即为陷谷。

功能主治 清热解表,和胃行水,理气止痛。适用于胃炎,肠炎,下肢瘫痪,足扭伤,肾炎,结膜炎,胸膜炎等病症。

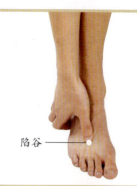

陷谷

内庭 Neiting

定 位 位于足背,在第二、第三趾间,趾蹼缘后方赤白肉际处。

快速取穴 在足背,第二、第三趾间,皮肤颜色深浅交界处,即为内庭。

功能主治 清热泻火,理气止痛。适用于牙痛,牙龈炎,扁桃体炎,胃痉挛,急、慢性肠炎,三叉神经痛等病症。

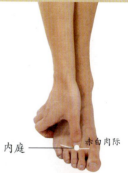

内庭 赤白肉际

厉兑 Lidui

定 位 位于足第二趾末节外侧,距趾甲角0.1寸。

快速取穴 先确定第二趾末节外侧,然后在趾甲角旁开0.1寸,即为厉兑。

功能主治 清热和胃,苏厥醒神,通经活络。适用于癫痫,癔病,嗜睡,面神经麻痹,鼻炎,牙痛,扁桃体炎,胃炎,下肢麻痹等病症。

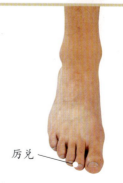

厉兑

足太阴脾经

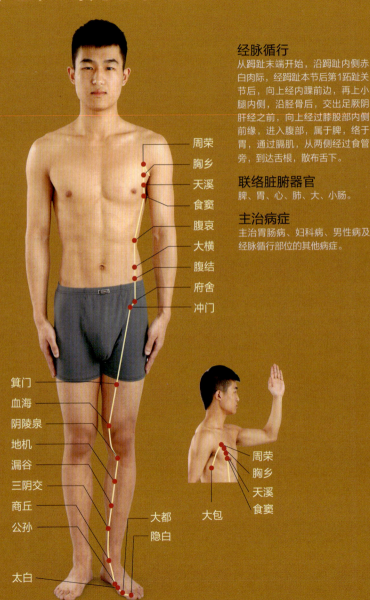

经脉循行
从跨趾末端开始,沿跨趾内侧赤白肉际,经跨趾本节后第1跖趾关节后,向上经内踝前边,再上小腿内侧,沿胫骨后,交出足厥阴肝经之前,向上经过膝股部内侧前缘,进入腹部,属于脾,络于胃,通过膈肌,从两侧经过食管旁,到达舌根,散布舌下。

联络脏腑器官
脾、胃、心、肺、大、小肠。

主治病症
主治胃肠病、妇科病、男性病及经脉循行部位的其他病症。

隐白 Yinbai

定　位 位于踇趾末节内侧，距趾甲角0.1寸。

快速取穴 先确定踇趾末节内侧，后在趾甲角旁开0.1寸，即为隐白。

功能主治 调经统血，健脾回阳。适用于功能性子宫出血，牙龈出血，鼻出血，小儿惊风，昏厥，消化道出血，腹膜炎，急性胃肠炎，尿血等病症。

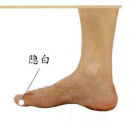
隐白

大都 Dadu

定　位 位于足内侧缘，在踇趾本节（第一跖趾关节）前下方赤白肉际凹陷处。

快速取穴 第一跖趾关节（踇趾与足掌所构成的关节）前下方掌背交界线处有一凹陷，按压有酸胀感，即为大都。

功能主治 泻热止痛，健脾和中。适用于胃炎，胃痉挛，腹胀腹痛，急慢性肠炎，足趾痛等病症。

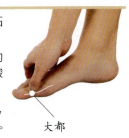
大都

太白 Taibai

定　位 位于足内侧缘，在踇趾本节（第一跖趾关节）后下方赤白肉际凹陷处。

快速取穴 第一跖趾关节（踇趾与掌背所构成的关节）后下方掌背交界线处有一凹陷，按压有酸胀感，即为太白。

功能主治 健脾和胃，清热化湿。适用于胃痉挛，胃炎，消化不良，腹胀，便秘，肠炎，痔疮，腰痛，下肢麻痹或疼痛等病症。

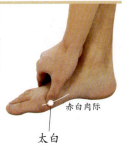
赤白肉际
太白

公孙 Gongsun

定　位 位于足内侧缘，在第一跖骨基底的前下方。

快速取穴 在足弓骨后端下缘可触及一凹陷，按压有酸胀感，即为公孙。

功能主治 健脾胃。适用于急、慢性胃肠炎，消化不良，痢疾，子宫内膜炎，月经不调等病症。

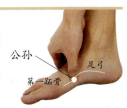
公孙
足弓
第一跖骨

商丘 Shangqiu

定　位 位于足内踝前下方凹陷中，在舟骨结节与内踝尖连线的中点处。

快速取穴 足内踝前下方凹陷中央，即为商丘。

功能主治 健脾化湿，通调肠胃。适用于胃炎，肠炎，消化不良，便秘，痔疮，黄疸，踝关节及周围软组织疾病，脚气，小儿惊厥，百日咳，水肿等病症。

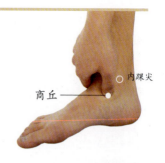

商丘　内踝尖

三阴交 Sanyinjiao

定　位 位于小腿内侧，在足内踝尖上3寸，胫骨内侧缘后方。

快速取穴 从内踝尖向上量四横指，食指上缘所在水平线与胫骨后缘的交点处，按压有酸胀感，即为三阴交。

功能主治 健脾胃，益肝肾，调经带。适用于急、慢性肠炎，痢疾，肝炎，胆囊炎，肾炎，泌尿系感染，月经失调，痛经，带下，阴道炎，糖尿病等病症。

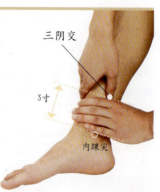

三阴交　3寸　内踝尖

漏谷 Lougu

定　位 位于小腿内侧，在内踝尖与阴陵泉的连线上，距内踝尖6寸，胫骨内侧缘后方。

快速取穴 在小腿内侧，先找到足内踝尖，再找到阴陵泉，做两者之间的连线，在该连线上，由足内踝尖向上量取6寸处，即为漏谷。

功能主治 健脾和胃，利尿除湿。适用于急慢性肠胃炎，肠鸣音亢进，消化不良，肩胛部疼痛，下肢麻痹，泌尿系感染等病症。

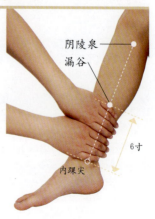

阴陵泉　漏谷　6寸　内踝尖

足太阴脾经

地机 Diji

定位 位于小腿内侧，在内踝尖与阴陵泉的连线上，阴陵泉下3寸。

快速取穴 在小腿内侧，先找到足内踝尖，再找到阴陵泉，做两者之间的连线，在该连线上，由阴陵泉向下量取3寸处，即为地机。

功能主治 健脾利湿，调经止带。适用于月经不调，痛经，阴道炎，腰痛，遗精，乳腺炎，下肢痿痹等病症。

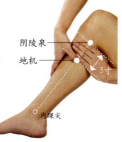

阴陵泉 Yinlingquan

定位 位于小腿内侧，在胫骨内侧髁后下方凹陷处。

快速取穴 在小腿内侧，从膝关节内侧向下摸，至胫骨内侧髁下方，该凹陷处即为阴陵泉。

功能主治 清利湿热，健脾理气，益肾调经。适用于遗尿，肾炎，遗精，消化不良等病症。

血海 Xuehai

定位 屈膝，在大腿内侧，髌骨底内侧端上2寸，在股四头肌内侧头的隆起处。

快速取穴 屈膝成90度，用左手掌心对准右髌骨中央，手掌盖在膝盖上，拇指与其他四指约成45度角，拇指尖所指处即为血海。

功能主治 调经统血，健脾化湿。适用于月经不调，功能性子宫出血，子宫内膜炎，湿疹，荨麻疹等病症。

箕门 Jimen

定位 位于大腿内侧，在血海与冲门连线上，血海上6寸。

快速取穴 在大腿内侧，在血海、冲门之间的连线上，由血海向上量取6寸处，即为箕门。

功能主治 健脾利湿，通利下焦。适用于尿潴留，遗尿，遗精，阳痿，睾丸炎，腹股沟淋巴结炎，阴囊湿疹等病症。

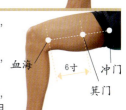

足太阴脾经

冲门 Chongmen

定　位 位于腹股沟外侧，距耻骨联合上缘中点3.5寸，当髂外动脉搏动处的外侧。

快速取穴 仰卧，在腹股沟外侧可摸到搏动，在搏动处外侧按压有酸胀感的地方即为冲门。

功能主治 健脾化湿，理气解痉。适用于尿潴留，子宫内膜炎，乳腺炎，胃肠痉挛等病症。

府舍 Fushe

定　位 位于下腹部，在脐中下4寸，冲门上方0.7寸，距前正中线4寸。

快速取穴 在肚脐中央下4寸，旁开4寸，冲门穴上方0.7寸处，即为府舍。

功能主治 健脾理气，散结止痛。适用于肠炎，阑尾炎，脾肿大，便秘，腹股沟淋巴结炎，附件炎等病症。

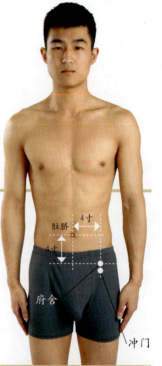

腹结 Fujie

定　位 位于下腹部，大横下1.3寸，距前正中线4寸。

快速取穴 在肚脐中央下1.3寸，再旁开4寸处，即为腹结。

功能主治 健脾温中，宣通降逆。适用于肠炎，痢疾，支气管炎，疝气等病症。

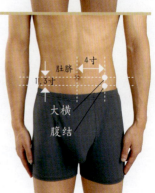

——足太阴脾经

大横 Daheng

定位 位于腹中部,距脐中4寸。

快速取穴 在肚脐中央旁开4寸处,即为大横。

功能主治 温中散寒,调理肠胃。适用于肠炎,习惯性便秘,久痢,肠麻痹,肠寄生虫病,四肢痉挛,流行性感冒等病症。

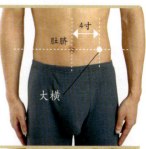

腹哀 Fuai

定位 位于上腹部,在脐中上3寸,距前正中线4寸。

快速取穴 在肚脐中央上3寸,再旁开4寸处,即为腹哀穴。

功能主治 健脾和胃。适用于绕脐痛,痢疾,胃溃疡,胃痉挛,消化不良等病症。

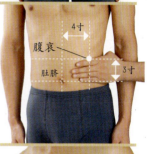

食窦 Shidou

定位 位于胸外侧部,在第五肋间隙,距前正中线6寸。

快速取穴 从锁骨往下数到第五肋与第六肋之间,再从前正中线旁开6寸处,即为食窦。

功能主治 宣肺平喘,健脾和中,利水消肿。适用于气管炎,肺炎,胸膜炎,肋间神经痛,肝炎等病症。

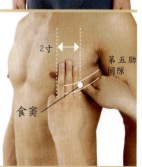

天溪 Tianxi

定位 位于胸外侧部,在第四肋间隙,距前正中线6寸。

快速取穴 从锁骨往下数到第四肋与第五肋之间,再从前正中线旁开6寸处,即为天溪。

功能主治 宽胸理气,止咳通乳。适用于肺炎,支气管炎,哮喘;乳汁分泌不足,肋间神经痛等病症。

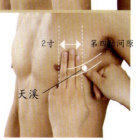

足太阴脾经

胸乡 Xiongxiang

定位 位于胸外侧部,在第三肋间隙,距前正中线6寸。

快速取穴 从乳头向外量3横指,再向上1个肋间隙,按压有酸胀感处即为胸乡。

功能主治 宣肺止咳,理气止痛。适用于肺炎,支气管哮喘,胸膜炎等病症。

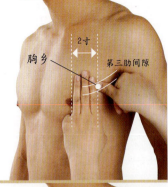

周荣 Zhourong

定位 位于胸外侧部,在第二肋间隙,距前正中线6寸。

快速取穴 从乳头向外量3横指,再向上两个肋间隙,按压有酸胀感处即为周荣。

功能主治 宣肺平喘,理气化痰。适用于支气管炎,肺炎,胸膜炎等病症。

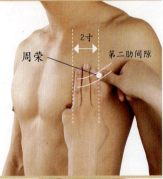

大包 Dabao

定位 位于侧胸部,腋中线上,在第六肋间隙处。

快速取穴 沿腋中线向下到第六肋间隙,按压有酸胀感处,即为大包。

功能主治 行气止痛,止咳平喘。适用于哮喘,胸膜炎,心内膜炎,肋间神经痛,全身疼痛无力等病症。

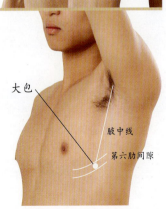

足太阴脾经

手少阴心经

经脉循行
从心中开始,出来属于心脏与他脏相连的系带,下过膈肌,络小肠。
直行脉从心系上行至肺,向下出于腋窝部,沿上臂内侧后缘,走手太阴、手厥阴经之后,到达肘窝,沿前臂内侧后缘,到掌后腕豆骨部,沿小指桡侧出于末端,接手太阳小肠经。

联络脏腑器官
心、小肠、肺、目、咽。

主治病症
主治心痛、心悸、胸胁痛等心胸病症;昏厥、失眠、健忘等神志病;肩臂痛、掌中热等经脉循行所过处不适;其他如咽干、热病、小便不利、阴痒等。

青灵
少海
灵道
通里
阴郄
神门
少府
极泉
少冲

极泉 Jiquan

定　位 位于腋窝顶点，腋动脉搏动处。

快速取穴 臂上举，在腋窝中央最凹处，可以摸到腋动脉搏动，此处即为极泉。

功能主治 宽胸宁神。适用于冠心病，心绞痛，心包炎，脑血管病后遗症；腋臭，肩周炎，颈淋巴结核，乳汁分泌不足等病症。

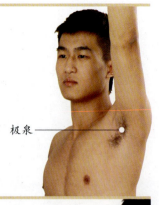
极泉

青灵 Qingling

定　位 位于臂内侧，在极泉与少海的连线上，肘横纹上3寸，肱二头肌的内侧沟中。

快速取穴 先找到极泉，再找到少海，在两穴连接线上，取少海向上3寸处，肱二头肌的内侧沟中，即为青灵。

功能主治 理气止痛，宽胸宁心。适用于心绞痛，神经性头痛，肋间神经痛，肩胛及前臂肌肉痉挛等病症。

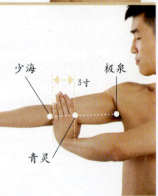
少海　3寸　极泉
青灵

少海 Shaohai

定　位 屈肘，位于肘横纹内侧端与肱骨内上髁连线的中点处。

快速取穴 屈肘，找到肘横纹内侧末端，沿横纹向外摸到突起的骨头，即肱骨内上髁，两者连线中点即为少海。

功能主治 理气通络，益心安神。适用于神经衰弱，头痛，眩晕，三叉神经痛，肋间神经痛，胸膜炎，心绞痛、落枕等病症。

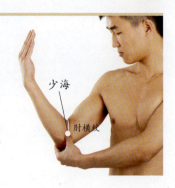
少海
肘横纹

—— 手少阴心经

灵道 Lingdao

定　位　位于前臂掌侧,在尺侧腕屈肌腱的桡侧缘,腕横纹上1.5寸。

快速取穴　握拳,在手前臂内侧会突起两条大筋,沿两条筋之间的凹陷,从腕横纹向上量1.5寸,按压有酸胀感处就是灵道。

功能主治　宁心,安神,通络。适用于心内膜炎,心绞痛,癔病,失眠,精神分裂症,失语,肘关节神经麻痹或疼痛,急性舌骨肌麻痹或萎缩等病症。

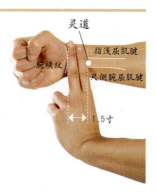

通里 Tongli

定　位　位于前臂掌侧,在尺侧腕屈肌腱的桡侧缘,腕横纹上1寸。

快速取穴　握拳,在手前臂内侧会突起两条大筋,沿两条筋之间的凹陷,从腕横纹向上量1寸,按压有酸胀感处就是通里。

功能主治　清热安神,通经活络。适用于头痛,眩晕,神经衰弱,癔病性失语,精神分裂症,心绞痛,心动过缓;扁桃腺炎,咳嗽等病症。

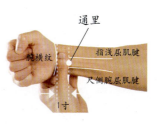

阴郄 Yinxi

定　位　位于前臂掌侧,在尺侧腕屈肌腱的桡侧缘,腕横纹上0.5寸。

快速取穴　握拳,在手前臂内侧会突起两条大筋,沿两条筋之间的凹陷,从腕横纹向上量0.5寸,按压有酸胀感处就是阴郄。

功能主治　清心安神。适用于神经衰弱,癫痫,鼻出血,胃出血,心绞痛,肺结核,子宫内膜炎等病症。

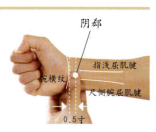

手少阴心经

神门 Shenmen

定　位 位于腕部，腕掌侧横纹尺侧端，尺侧腕屈肌腱的桡侧凹陷处。

快速取穴 在前臂掌面，靠近小指侧，可摸到一条突起的腱，即为尺侧腕屈肌腱，在尺侧腕屈肌腱的桡侧缘可摸到一凹陷处，即为神门。

功能主治 益心安神，通经活络。适用于心悸，失眠，心绞痛，神经衰弱，癔病，癫痫等病症。

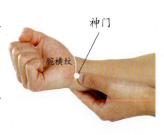

少府 Shaofu

定　位 位于手掌面，第四、第五掌骨之间，握拳时，在小指尖处。

快速取穴 在手掌面，自然握拳时当小指尖处，位于第四、第五掌骨之间，即为少府。

功能主治 清心泄热，理气活络。适用于风湿性心脏病，冠心病，心绞痛，心律不齐，肋间神经痛，阴部瘙痒，月经过多等病症。

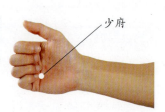

少冲 Shaochong

定　位 位于手小指末节桡侧，距指甲根0.1寸（指寸）。

快速取穴 小指伸直，先确定靠近环指侧的指甲角，再旁开0.1寸处，即为少冲。

功能主治 清热熄风，醒神开窍。适用于小儿惊厥，癫痫，癔病，肋间神经痛，脑溢血，心肌炎，心绞痛，胸膜炎，高热，喉炎等病症。

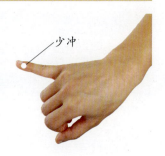

—— 手少阴心经

手太阳小肠经

经脉循行
从小指外侧末端开始,沿手掌尺侧,上向腕部,出尺骨小头部,直上沿尺骨下边,出于肘内侧,当肱骨内上髁和尺骨鹰嘴之间,向上沿上臂外后侧,出肩关节部,绕肩胛,交会肩上,进入缺盆,络于心,沿食管,通过膈肌,到胃,属于小肠。支脉:从锁骨上行沿颈旁,上向面颊,到外眼角,弯向后,进入耳中。第二条支脉:从面颊部分出,上向颧骨,靠鼻旁到内眼角,接足太阳膀胱经。

联络脏腑器官
心、小肠、胃、咽、目、耳、鼻。

主治病症
耳鸣耳聋、牙痛、口眼㖞斜等头面五官病症,昏厥、手指麻木,手腕痛等经脉循行所过处不适。

- 肩中俞
- 肩外俞
- 秉风
- 臑俞
- 肩贞
- 小海
- 支正
- 养老
- 阳谷
- 腕骨
- 后溪
- 前谷
- 少泽
- 天宗
- 曲垣
- 颧髎
- 听宫
- 天容
- 天窗

少泽 Shaoze

定　位 位于手小指末节尺侧,距指甲角旁0.1寸。

快速取穴 小指伸直,先确定尺侧的指甲角,旁开0.1寸处,即为少泽。

功能主治 清热利咽,通乳开窍。适用于头痛,精神分裂症,脑血管病,昏迷,咽炎,结膜炎,白内障,乳腺炎,乳汁分泌不足等病症。

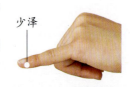

前谷 Qiangu

定　位 位于手尺侧,微握拳,在小指本节(第五掌指关节)前的掌指横纹头赤白肉际。

快速取穴 自然微握拳,在手掌小指侧,小指的掌指横纹外侧末端,即为前谷。

功能主治 清利头目,安神定志,通经活络。适用于前臂神经痛,手指麻木,扁桃体炎,腮腺炎等病症。

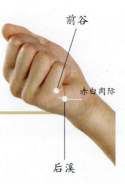

后溪 Houxi

定　位 位于手掌尺侧,微握拳,在小指本节(第五掌指关节)后的远侧掌横纹头赤白肉际。

快速取穴 自然微握拳,在手掌小指侧,手掌横纹末端处,即为后溪。

功能主治 清心安神,通经活络。适用于头痛,癫痫,癔病,面肌痉挛,耳鸣,耳聋,角膜炎,鼻出血,落枕,肩臂痛,腰痛,腰扭伤等病症。

腕骨 Wangu

定　位 位于手掌尺侧,在第五掌骨基底与钩骨之间的凹陷处赤白肉际。

快速取穴 在手掌小指侧,沿着第五掌骨向上摸,直至第五掌骨末端,与另外一个小骨头交界处,即为腕骨。

功能主治 去湿退黄,增液止渴。适用于口腔炎,耳鸣,呕吐,头痛,糖尿病,黄疸,腕、肘及指关节炎等病症。

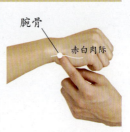

—— 手太阳小肠经

阳谷 Yanggu

定位 位于手腕尺侧，在尺骨茎突与三角骨之间的凹陷中。

快速取穴 在手掌小指侧腕背横纹上，活动手掌，会感觉到连接前臂不动的骨头和连接手掌活动的骨头，即是尺骨茎突远端尺侧和三角骨，在这两个骨头之间的凹陷处，即为阳谷。

功能主治 明目安神，通经活络。适用于精神病，癫痫，肋间神经痛，尺神经痛，神经性耳聋，耳鸣，口腔炎，牙龈炎，腮腺炎等病症。

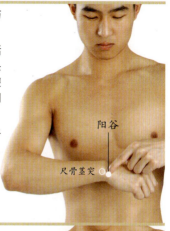

养老 Yanglao

定位 位于前臂背面尺侧，在尺骨小头近端桡侧凹陷中。

快速取穴 前臂背面，靠近手背，在小指侧，摸到一个明显突起的骨性标志，此为尺骨小头，尺骨小头近心端拇指侧的凹陷中，即为养老。

功能主治 清脑明目，舒筋活络。适用于脑血管病后遗症，头痛，肩臂部神经痛，急性腰扭伤，落枕，近视眼等病症。

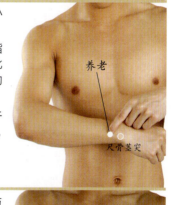

支正 Zhizheng

定位 位于前臂背面尺侧，在阳谷与小海的连线上，腕背横纹上5寸。

快速取穴 在前臂背面小指侧，找到阳谷穴，再找到小海穴，在这两个穴位的连线上，取腕背横纹上5寸处，即为支正穴。

功能主治 安神定志，清热解表。适用于神经衰弱，眩晕，神经性头痛，麦粒肿，十二指肠溃疡等病症。

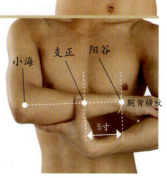

手太阳小肠经

小海 Xiaohai

定 位 位于肘内侧,在尺骨鹰嘴与肱骨内上髁之间凹陷处。

快速取穴 在肘内侧摸到两个突起的骨性标志,即为尺骨鹰嘴与肱骨内上髁,两者连线的中点凹陷处,即为小海。

功能主治 安神定志,清热通络。适用于头痛,癫痫,舞蹈病,牙龈炎,颈淋巴结核,网球肘等病症。

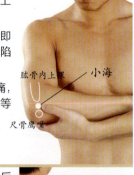

肩贞 Jianzhen

定 位 位于肩关节后下方,臂内收时,腋后纹头上1寸。

快速取穴 手臂内收,在肩关节后下方的腋后纹末端向上量取1寸处,即为肩贞。

功能主治 清头聪耳,通经活络。适用于耳鸣,耳聋,肩关节周围炎,脑血管病后遗症,头痛等病症。

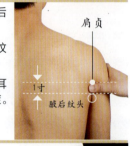

天宗 Tianzong

定 位 位于肩胛部,在肩胛冈下窝中央凹陷处,与第四胸椎相平。

快速取穴 先找到肩胛骨(位于背部一个呈倒三角形状的骨性标志),在肩胛冈下窝正中处,即为天宗。

功能主治 舒筋活络,理气消肿。适用于肩周炎,肩背软组织损伤,乳腺炎等病症。

臑俞 Naoshu

定 位 位于肩部,在腋后纹头直上,肩胛冈下缘凹陷中。

快速取穴 从腋后纹头垂直向上推至肩胛骨上缘,按压有酸胀感的地方即为臑俞。

功能主治 舒筋活络,化痰消肿。适用于肩周炎,脑血管病后遗症,颈淋巴结核等病症。

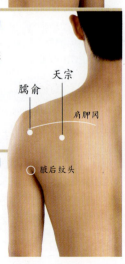

手太阳小肠经

秉风 Bingfeng

定　位 位于肩胛部，肩胛冈上窝中央，天宗穴直上，举臂有凹陷处。

快速取穴 先找到天宗穴，再向上，可以在肩胛部找到一个凹陷，该凹陷处即为秉风。

功能主治 散风活络，止咳化痰。适用于冈上肌腱炎，肩周炎，肩胛神经痛，支气管炎等病症。

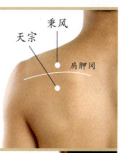

曲垣 Quyuan

定　位 位于肩胛部，肩胛冈上窝内侧端，在臑俞穴与第二胸椎棘突连线的中点处。

快速取穴 在肩胛部，先找到第二胸椎棘突（即低头时，后颈部最突出的椎体再往下数2个），再找到臑俞穴，两者连线的中点处，即为曲垣。

功能主治 舒筋活络，疏风止痛。适用于冈上肌腱炎，肩关节周围软组织疾病，呼吸困难等病症。

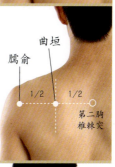

肩外俞 Jianwaishu

定　位 位于背部，在第一胸椎棘突下，旁开3寸。

快速取穴 在背部，先找到第一胸椎棘突（即低头时，后颈部最突起的椎体再往下数1个），在其下方旁开3寸处，即为肩外俞。

功能主治 舒筋活络，祛风止痛。适用于颈椎病，肩胛区神经痛，痉挛，麻痹，肺炎，胸膜炎，神经衰弱，低血压等病症。

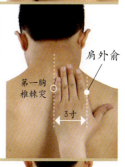

肩中俞 Jianzhongshu

定　位 位于背部，在第七颈椎棘突下，旁开2寸。

快速取穴 在背部，先找到第七胸椎棘突（即低头时，后颈部最突起的椎体），在其下方旁开2寸处，即为肩中俞。

功能主治 解表宣肺。适用于支气管炎，哮喘，支气管扩张，吐血，视力减退，肩背疼痛等病症。

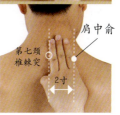

手太阳小肠经

天窗 Tianchuang

定　位 位于颈外侧部，胸锁乳突肌的后缘，扶突后，与喉结相平。

快速取穴 在颈外侧部，先找到喉结，再找到胸锁乳突肌（即转头时，从耳下向喉咙中央走行绷紧的肌肉），其后缘与喉结相平处，即为天窗。

功能主治 熄风宁神，利咽聪耳。适用于耳聋，耳鸣，咽喉炎，失语，肋间神经痛，面神经麻痹，甲状腺肿大，肩周炎等病症。

天容 Tianrong

定　位 位于颈外侧部，在下颌角的后方，胸锁乳突肌的前缘凹陷中。

快速取穴 下颌角后方，耳垂后凹陷直下1.5寸处。

功能主治 清热利咽，消肿降逆。适用于咽喉炎，扁桃体炎，耳聋，耳鸣，甲状腺肿大，哮喘，胸膜炎，牙龈炎，癔病，颈项部扭伤等病症。

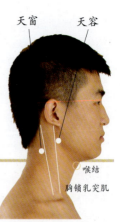

颧髎 Quanliao

定　位 位于面部，在目外眦直下，颧骨下缘凹陷处。

快速取穴 在眼外角直下的颧骨下缘凹陷处，即为颧髎。

功能主治 祛风镇痉，清热消肿。适用于面神经麻痹，面肌痉挛，鼻炎，鼻窦炎，牙痛等病症。

听宫 Tinggong

定　位 位于面部，耳屏前，下颌骨髁状突的后方，张口时呈凹陷处。

快速取穴 耳靠近鼻侧，有一小珠样突起，即为耳屏。张口，在耳屏前方会出现凹陷，该凹陷处，即为听宫。

功能主治 聪耳开窍。适用于耳鸣，耳聋，中耳炎，外耳道炎，失音症，聋哑等病症。

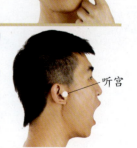

—— 手太阳小肠经

足太阳膀胱经

经脉循行
从内眼角开始,上行额部,交会于头顶。
支脉:从头顶分出到耳上角。其直行主干:从头顶入内络于脑,复出项部。分开下行:一支沿肩胛骨内侧,夹脊旁,到达腰中,进入脊旁筋肉,络于肾,属于膀胱。一支从腰中分出,夹脊旁,通过臀部,进入窝中。第二条支脉:从肩胛骨内侧分别下行,经过髋关节部,沿大腿后边下行,会合于窝中,由此向下通过腓肠肌部,出外踝后方,沿第五跖骨粗隆,到小趾的外侧,下接足少阴肾经。

联络脏腑器官
目、脑、肾、膀胱。

主治病症
主治泌尿生殖系统、精神神经系统、呼吸系统、循环系统、消化系统的病症及本经所过部位的病症。如癫痫、头痛、目疾、鼻病、遗尿、小便不利及下肢后侧部位的疼痛等症。

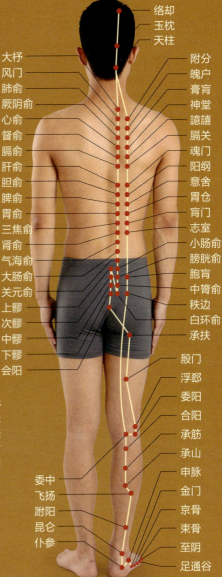

络却 玉枕 天柱 附分 魄户 膏肓 神堂 譩譆 膈关 魂门 阳纲 意舍 胃仓 肓门 志室 小肠俞 膀胱俞 胞肓 中膂俞 秩边 白环俞 承扶 殷门 浮郄 委阳 合阳 承筋 承山 申脉 金门 京骨 束骨 至阴 足通谷

大杼 风门 肺俞 厥阴俞 心俞 督俞 膈俞 肝俞 胆俞 脾俞 胃俞 三焦俞 肾俞 气海俞 大肠俞 关元俞 上髎 次髎 中髎 下髎 会阳 委中 飞扬 跗阳 昆仑 仆参

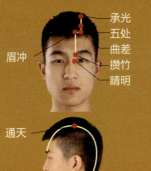

承光 五处 曲差 攒竹 睛明 眉冲 通天

睛明 Jingming

定位 位于面部，目内眦角稍上方凹陷处。

快速取穴 在脸上找到眼睛的内角，即为目内眦，在眼睛内角稍上方紧贴眼球处，即为睛明。

功能主治 泄热明目，祛风通络。适用于近视眼，视神经炎，视神经萎缩，青光眼，夜盲，腰痛等病症。

攒竹 Cuanzhu

定位 位于面部，在眉头陷中，眶上切迹处。

快速取穴 在眉毛内侧端的凹陷中，即为攒竹。

功能主治 清热明目，祛风通络。适用于近视眼，泪囊炎，视力减退，急性结膜炎，眼肌痉挛，头痛，眶上神经痛，面神经麻痹，呃逆，腰背肌扭伤等病症。

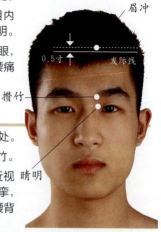

眉冲 Meichong

定位 位于头部，在攒竹直上入发际0.5寸处。

快速取穴 先找到攒竹，在攒竹的正上方，入发际0.5寸，即为眉冲。

功能主治 散风清热，镇痉宁神。适用于头痛，眩晕，癫痫，鼻塞等病症。

曲差 Qucha

定位 位于头部，在前发际正中直上0.5寸，旁开1.5寸。

快速取穴 取坐位，抬头，前发际正中直上0.5寸，再旁开1.5寸，即为眉冲。

功能主治 清热明目，安神利窍。适用于头痛，眩晕，癫痫，三叉神经痛，鼻炎，鼻窦炎，眼睑痉挛，结膜炎等病症。

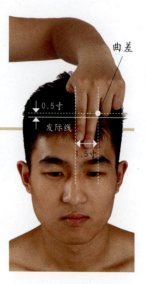

—— 足太阳膀胱经

五处 Wuchu

定位 位于头部，在前发际正中直上1寸，旁开1.5寸。

快速取穴 取坐位，抬头，前发际正中直上1寸，再旁开1.5寸处，即为五处。

功能主治 清热散风，明目镇痉。适用于头痛，面神经麻痹，三叉神经痛，视力减退，衄血，鼻炎，鼻息肉，感冒等病症。

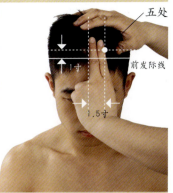

承光 Chengguang

定位 位于头部，在前发际正中直上2.5寸，旁开1.5寸。

快速取穴 从前发际正中直上2.5寸，再旁开1.5寸，即为承光。

功能主治 清热明目，祛风通窍。适用于面神经麻痹，头痛，眩晕，角膜白斑，鼻息肉，鼻炎等病症。

通天 Tongtian

定位 位于头部，在前发际正中直上4寸，旁开1.5寸。

快速取穴 拉长一标明三等分的皮筋，两端点分别对应前后发际起点。从前发际往上的1/3点处向旁开1.5寸，即为通天。

功能主治 清热祛风，通利鼻窍。适用于脑血管病后遗症，三叉神经痛，面肌痉挛，面神经麻痹，嗅觉障碍，鼻炎，副鼻窦炎，支气管炎，支气管哮喘等病症。

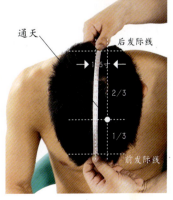

足太阳膀胱经

络却 Luoque

定位 位于头部，在前发际正中直上5.5寸，旁开1.5寸。

快速取穴 两耳尖后连线上4寸，后正中线旁开1.5寸，即为络却。

功能主治 清热安神，平肝熄风。适用于头痛，眩晕，面神经麻痹，精神病，抑郁症，近视眼，鼻炎等病症。

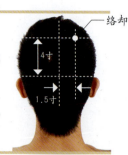

玉枕 Yuzhen

定位 位于后头部，在后发际正中直上2.5寸，旁开1.3寸，平枕外隆凸上缘的凹陷处。

快速取穴 取坐位，低头，后发际正中直上2.5寸，旁开1.3寸，枕骨隆起部上缘的凹陷处，即为玉枕。

功能主治 清热明目，通经活络。适用于枕神经痛，视神经炎，青光眼，近视眼，鼻炎，口疮等病症。

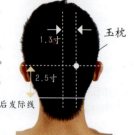

天柱 Tianzhu

定位 位于项部，大筋（斜方肌）外缘之后发际凹陷中，约在后发际正中旁开1.3寸。

快速取穴 低头，在颈后可触摸到两条大筋，在大筋的外侧缘、后发际缘可触及一凹陷，即为天柱。

功能主治 清头明目，强筋骨。适用于后头痛，癔病，神经衰弱，失眠，慢性鼻炎，鼻出血，咽喉炎，颈椎病，腰扭伤，感冒等病症。

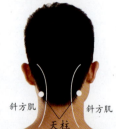

大杼 Dazhu

定位 位于背部，在第一胸椎棘突下，旁开1.5寸。

快速取穴 第七颈椎（即低头时，后颈部最突起的椎体）往下数过1个突起的骨性标志，为第一胸椎棘突，取下方旁开1.5寸处，即为大杼。

功能主治 强筋骨，清热。适用于支气管炎，支气管哮喘，肺炎，头痛，癫痫，颈椎病，腰背肌痉挛，膝关节骨质增生，咽炎，感冒等病症。

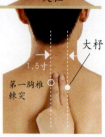

足太阳膀胱经

风门 Fengmen

定　位 位于背部,在第二胸椎棘突下,旁开1.5寸。

快速取穴 取俯卧位,暴露背部,先确定第七颈椎,再往下数2个突起的骨性标志,即为第二胸椎。在其棘突下,旁开1.5寸,即为风门。

功能主治 宣肺解表。适用于支气管炎,肺炎,哮喘,百日咳,破伤风,背部痈疽,胸膜炎,感冒,荨麻疹,肩背软组织疾患,遗尿等病症。

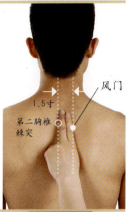

肺俞 Feishu

定　位 位于背部,在第三胸椎棘突下,旁开1.5寸。

快速取穴 先确定第七颈椎,再往下数3个突起的骨性标志,即为第三胸椎。在其棘突下,旁开1.5寸,即为肺俞。

功能主治 理气化痰、止咳平喘。适用于支气管炎,支气管哮喘,肺炎,百日咳,肺气肿,肺结核,颈淋巴结核,胸膜炎,感冒,心内膜炎,肾炎,皮肤瘙痒等病症。

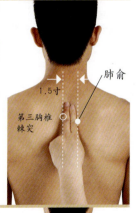

厥阴俞 Jueyinshu

定　位 位于背部,在第四胸椎棘突下,旁开1.5寸。

快速取穴 先确定第七颈椎,再往下数4个突起的骨性标志,即为第四胸椎。在其棘突下,旁开1.5寸,即为厥阴俞。

功能主治 宽胸理气,活血止痛。适用于心绞痛,心肌炎,风湿性心脏病,心外膜炎,神经衰弱,肋间神经痛,胃炎,齿神经痛等病症。

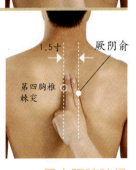

足太阳膀胱经

心俞 Xinshu

- 定位 位于背部,第五胸椎棘突下,旁开1.5寸。
- 快速取穴 先确定第七颈椎,再往下数5个突起的骨性标志,即为第五胸椎。在其棘突下,旁开1.5寸,即为心俞。
- 功能主治 宽胸理气,通络安神。适用于冠心病,心绞痛,风湿性心脏病,心动过速,失眠,神经衰弱,肋间神经痛,精神分裂症,癫痫等病症。

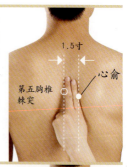

督俞 Dushu

- 定位 位于背部,第六胸椎棘突下,旁开1.5寸。
- 快速取穴 从第七颈椎往下数6个突起的骨性标志,即为第六胸椎,在其棘突下,旁开1.5寸,即为督俞。
- 功能主治 理气止痛,强心通脉。适用于冠心病,心绞痛,心动过速,胃炎,呃逆,乳腺炎等病症。

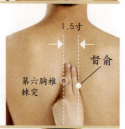

膈俞 Geshu

- 定位 位于背部,第七胸椎棘突下,旁开1.5寸。
- 快速取穴 暴露背部,双手下垂,找到第七胸椎(两侧肩胛骨下缘的连线,与脊柱相交处),其棘突之下,旁开1.5寸处,即为膈俞。
- 功能主治 理气宽胸,活血通脉。适用于神经性呕吐,胃炎,胃溃疡,肝炎,肠炎,肠出血,心动过速等病症。

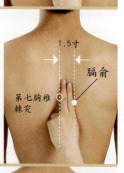

肝俞 Ganshu

- 定位 位于背部,第九胸椎棘突下,旁开1.5寸。
- 快速取穴 从第七胸椎向下数2个突起的骨性标志,此为第九胸椎,在其棘突之下,旁开1.5寸处,即为肝俞。
- 功能主治 疏肝利胆,理气明目。适用于急、慢性肝炎,胆囊炎,慢性胃炎,胃痉挛,结膜炎,近视,夜盲,眩晕,高血压等病症。

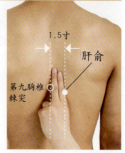

足太阳膀胱经

胆俞 Danshu

定位 位于背部,在第十胸椎棘突下,旁开1.5寸。

快速取穴 先确定第七胸椎,再向下数3个突起的骨性标志,此处为第十胸椎。在其棘突之下,旁开1.5寸处,即为胆俞。

功能主治 疏肝利胆,清热化湿。适用于胆囊炎,肝炎,黄疸,胃炎,溃疡病,呕吐,食道狭窄,肋间神经痛,失眠,高血压等病症。

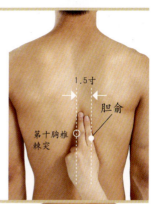

脾俞 Pishu

定位 位于背部,在第十一胸椎棘突下,旁开1.5寸。

快速取穴 先确定第七胸椎,再向下数4个突起的骨性标志,此处为第十一胸椎。在其棘突之下,旁开1.5寸处,即为脾俞。

功能主治 健脾和胃,利湿升清。适用于胃溃疡,胃炎,胃下垂,胃痉挛,胃扩张,胃出血,神经性呕吐,消化不良,肠炎,痢疾,肝炎,贫血等病症。

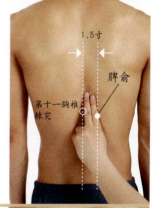

胃俞 Weishu

定位 位于背部,在第十二胸椎棘突下,旁开1.5寸。

快速取穴 先确定第七胸椎,再向下数5个突起的骨性标志,此处为第十二胸椎。在其棘突之下,旁开1.5寸处,即为胃俞。

功能主治 和胃降逆,理气止痛。适用于胃炎,胃溃疡,胃扩张,胃下垂,胃痉挛,肝炎,腮腺炎,肠炎,痢疾,糖尿病,失眠等病症。

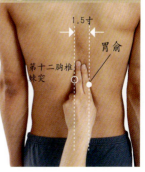

三焦俞 Sanjiaoshu

定位 位于腰部，第一腰椎棘突下，旁开1.5寸。

快速取穴 从第七胸椎向下找到第十二胸椎，第十二胸椎再往下数1个突起的骨性标志，便为第一腰椎，在其棘突之下，旁开1.5寸处，即为三焦俞。

功能主治 调理三焦，利水强腰。适用于胃炎，胃痉挛，消化不良，肠炎，肾炎，遗精，腰痛等病症。

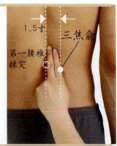

肾俞 Shenshu

定位 位于腰部，第二腰椎棘突下，旁开1.5寸。

快速取穴 从第十二胸椎向下数2个突起的骨性标志，为第二腰椎，在其棘突之下旁开1.5寸处，即为肾俞。

功能主治 补肾，壮腰，利水。适用于肾炎，遗尿，泌尿系感染，阳痿，早泄，遗精，精液缺乏，肾下垂，痔疮，月经不调，腰痛，糖尿病等病症。

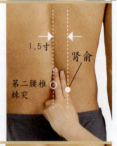

气海俞 Qihaishu

定位 位于腰部，第三腰椎棘突下，旁开1.5寸。

快速取穴 先确定第十二胸椎，再向下数3个突起的骨性标志，此处为第三腰椎。在其棘突之下，旁开1.5寸处，即为气海俞。

功能主治 补气益元气，调经止痛。适用于坐骨神经痛，痛经，下肢瘫痪，月经不调，遗精，阳痿等病症。

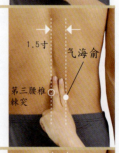

大肠俞 Dachangshu

定位 位于腰部，第四腰椎棘突下，旁开1.5寸。

快速取穴 暴露腰部，先找到两边的髂前上棘，即从腹部两边向骨盆方向触摸，所触及的突起的弧形标志。两边的髂前上棘连线与脊柱相交处，即为第四腰椎，其棘突之下旁开1.5寸，即为大肠俞。

功能主治 理气降逆，调和肠胃。适用于腰痛，骶髂关节炎，骶棘肌痉挛，肠炎，痢疾，便秘，小儿消化不良，阑尾炎，遗尿，肾炎，淋病等病症。

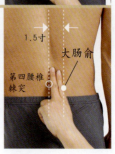

—— 足太阳膀胱经

关元俞 Guanyuanshu

定 位 位于腰部，在第五腰椎棘突下，旁开1.5寸。

快速取穴 先确定第四腰椎，再向下数1个突起的骨性标志，此处为第五腰椎。在其棘突之下，旁开1.5寸处，即为关元俞。

功能主治 培补元气，调理下焦。适用于慢性肠炎，痢疾，膀胱炎，阳痿，慢性盆腔炎，痛经，小便频数，遗尿，腰部软组织损伤等病症。

小肠俞 Xiaochangshu

定 位 位于骶部，在骶正中嵴旁1.5寸，平第一骶后孔。

快速取穴 先确定第五腰椎，再向下数1个突起的骨性标志，此处为第一骶椎。在其棘突之下，旁开1.5寸处，即为小肠俞。

功能主治 通调二便，清热利湿。适用于肠炎，痢疾，便秘，遗尿，遗精，盆腔炎，子宫内膜炎，骶髂关节炎，痔疮等病症。

膀胱俞 Pangguangshu

定 位 位于骶部，在骶正中嵴旁1.5寸，平第二骶后孔。

快速取穴 先确定第五腰椎，再向下数两个突起的骨性标志，此处为第二骶椎。在其棘突之下，旁开1.5寸处，即为膀胱俞。

功能主治 清热利湿，通经活络。适用于肠炎，便秘，痔疮，痢疾，腰骶神经痛，坐骨神经痛，膀胱炎，遗尿，糖尿病，脚气，子宫内膜炎等病症。

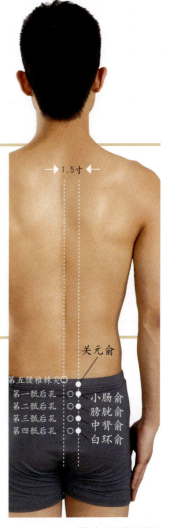

足太阳膀胱经

中膂俞 Zhonglushu

定 位 位于骶部，骶正中嵴旁 1.5 寸，平第三骶后孔（中髎）。

快速取穴 从第五腰椎向下数 3 个突起的骨性标志，此为第三骶椎，在其棘突之下，旁开 1.5 寸处，即为中膂俞。

功能主治 补肾壮腰，清下焦湿热。适用于腰骶痛，坐骨神经痛，腹膜炎，肠炎，脚气，糖尿病等病症。

白环俞 Baihuanshu

定 位 位于骶部，骶正中嵴旁 1.5 寸，平第四骶后孔（下髎）。

快速取穴 从第五腰椎向下数 4 个突起的骨性标志，为第四骶椎，在其棘突之下，旁开 1.5 寸处，即为白环俞。

功能主治 益肾固精，调理经带。适用于坐骨神经痛，子宫内膜炎，小儿麻痹后遗症等病症。

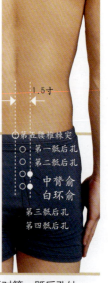

上髎 Shangliao

定 位 位于骶部，在髂后上棘与后正中线之间，适对第一骶后孔处。

快速取穴 从第五腰椎向下数 1 个突起的骨性标志，找到第一骶椎，再找到髂后上棘（顺着髂前上棘向后，触摸到后腰处即是），在后正中线和髂后上棘之间的连线上，正对第一骶后孔处，即为上髎。

功能主治 调理下焦，通经活络。适用于月经不调，子宫脱垂，子宫内膜炎，盆腔炎，卵巢炎等病症。

次髎 Ciliao

定 位 位于骶部，髂后上棘内下方，适对第二骶后孔处。

快速取穴 从第五腰椎向下数两个突起的骨性标志，找到第二骶椎，再找到髂后上棘（顺着髂前上棘向后，触摸到后腰处即是），在后正中线和髂后上棘之间的连线上，正对第二骶后孔处，即为次髎。

功能主治 补益下焦，强腰利湿。适用于月经不调，子宫脱垂，子宫内膜炎，腰痛等病症。

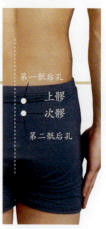

足太阳膀胱经

中髎 Zhongliao

定位 位于骶部，在次下内方，适对第三骶后孔处。

快速取穴 先确定第五腰椎，再向下数3个突起的骨性标志，找到第三骶椎，再找到髂后上棘（顺着髂前上棘向后，触摸到后腰处即是），在后正中线和髂后上棘之间的连线上，适对第三骶后孔处，即为中髎。

功能主治 补益下焦，强腰利湿。适用于月经不调，子宫内膜炎，盆腔炎，卵巢炎，腰痛，腰骶关节炎，膝关节炎，坐骨神经痛等病症。

下髎 Xialiao

定位 位于骶部，在中下内方，适对第四骶后孔处。

快速取穴 先确定第五腰椎，再向下数4个突起的骨性标志，找到第四骶椎，再找到髂后上棘（顺着髂前上棘向后，触摸到后腰处即是），在后正中线和髂后上棘之间的连线上，适对第四骶后孔处，即为下髎。

功能主治 补益下焦，强腰利湿。适用于月经不调，子宫内膜炎，盆腔炎，卵巢炎，腰痛，腰骶关节炎，膝关节炎，坐骨神经痛，下肢瘫痪等病症。

会阳 Huiyang

定位 在骶部，尾骨端旁开0.5寸。

快速取穴 取俯卧位，充分暴露臀部，顺着脊柱向下摸到尽头，旁开0.5寸，即为会阳。

功能主治 清热利湿，益肾固带。适用于前列腺炎，阳痿，外阴湿疹，阴部瘙痒，经期腰痛，肠炎，肠出血，痔疮等病症。

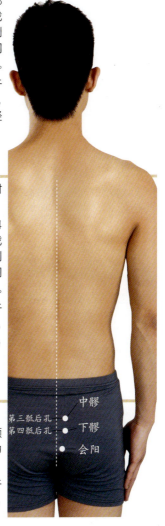

足太阳膀胱经

承扶 Chengfu

定位 位于大腿后面，臀下横纹的中点。

快速取穴 俯卧位，暴露臀部与大腿，臀部与大腿交界处有一横纹，横纹的中点处，即为承扶。

功能主治 通便消痔，舒筋活络。适用于坐骨神经痛，腰骶神经根炎，下肢瘫痪，小儿麻痹后遗症，便秘，痔疮，尿潴留等病症。

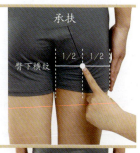

殷门 Yinmen

定位 位于大腿后面，在承扶与委中的连线上，承扶下6寸。

快速取穴 俯卧位，暴露臀部与大腿，确定承扶，再找到委中。在二者的连线上，承扶穴往下6寸处，即为殷门。

功能主治 舒筋通络，强腰膝。适用于坐骨神经痛，下肢麻痹，小儿麻痹后遗症等病症。

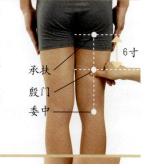

浮郄 Fuxi

定位 位于腘横纹外侧端，委阳上1寸，股二头肌腱的内侧。

快速取穴 从腘横纹外侧端向上量一横指，在股二头肌腱的内侧按压有凹陷处即为浮郄。

功能主治 舒筋通络止痛。适用于急性胃肠炎，便秘，膀胱炎，髌骨软化症，腓肠肌痉挛等病症。

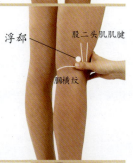

委阳 Weiyang

定位 位于腘横纹外侧端，在股二头肌腱的内侧。

快速取穴 在膝盖后面凹陷中央找到腘横纹，在横纹外侧端，股二头肌腱内侧，即为委阳。

功能主治 舒筋活络，利水化湿。适用于腰背肌痉挛，腰背痛，膝肿痛，肾炎等病症。

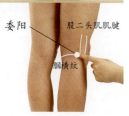

足太阳膀胱经

委中 Weizhong

定位 位于腘横纹中点，在股二头肌肌腱与半腱肌肌腱的中间，按压有动脉搏动感。

快速取穴 在膝盖后面凹陷中央找到腘横纹，其中点即是委中。

功能主治 舒筋活络，泄热清暑，凉血解毒。适用于急性胃肠炎，腹痛，遗尿，尿潴留，坐骨神经痛，脑血管病后遗症，湿疹，腰扭伤，皮肤瘙痒等。

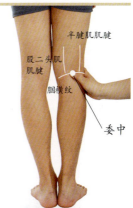

附分 Fufen

定位 位于背部，在第二胸椎棘突下，旁开3寸。

快速取穴 取侧卧位，暴露背部，先确定第七颈椎。从第七颈椎向下数两个突起的骨性标志，即为第二胸椎，在其棘突下，旁开3寸处，即为附分。

功能主治 舒筋活络，疏风散邪。适用于颈椎病，颈部肌肉痉挛，肋间神经痛，副神经麻痹，肺炎，感冒等病症。

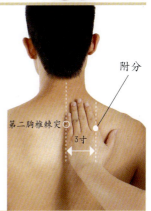

魄户 Pohu

定位 位于背部，在第三胸椎棘突下，旁开3寸。

快速取穴 先确定第七颈椎。从第七颈椎向下数3个突起的骨性标志，即为第三胸椎，在其棘突下，旁开3寸处，即为魄户。

功能主治 理气降逆，舒筋活络。适用于感冒，支气管炎，哮喘，肺结核，肋间神经痛，肩背上臂部疼痛或麻木等病症。

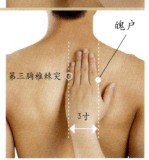

足太阳膀胱经

膏肓 Gaohuang

定 位 位于背部,第四胸椎棘突下,旁开3寸。

快速取穴 先确定第七颈椎。从第七颈椎向下数4个突起的骨性标志,即为第四胸椎,在其棘突下,旁开3寸处,即为膏肓。

功能主治 补虚益损,调理肺气。适用于肺结核,支气管炎,哮喘,阳痿,遗精,慢性胃炎,胃出血,神经衰弱,胸膜炎,乳腺炎等病症。

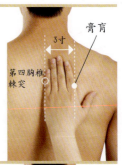

神堂 Shentang

定 位 位于背部,第五胸椎棘突下,旁开3寸。

快速取穴 先确定第七颈椎,从第七颈椎向下数5个突起的骨性标志,即为第五胸椎,在其棘突下,旁开3寸处,即为神堂穴。

功能主治 宽胸理气,宁心安神。适用于支气管炎,哮喘,背肌痉挛,肩臂疼痛,心绞痛,肋间神经痛等病症。

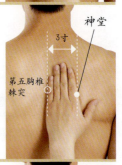

譩譆 Yixi

定 位 位于背部,第六胸椎棘突下,旁开3寸。

快速取穴 先确定第七颈椎。从第七颈椎向下数6个突起的骨性标志,即为第六胸椎,在其棘突下,旁开3寸处,即为譩譆。

功能主治 宣肺理气,通络止痛。适用于肋间神经痛,腋神经痛,感冒,心包炎,哮喘,疟疾,腰背肌痉挛,呃逆等病症。

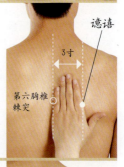

膈关 Geguan

定 位 位于背部,第七胸椎棘突下,旁开3寸。

快速取穴 先确定第七胸椎,在其棘突下,旁开3寸处,即为膈关。

功能主治 宽胸理气,和胃降逆。适用于肋间神经痛,呃逆,胃出血,肠炎等病症。

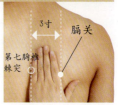

足太阳膀胱经

魂门 Hunmen

定位 位于背部，在第九胸椎棘突下，旁开3寸。

快速取穴 先确定第七胸椎，再依次向下数到第九胸椎，在其棘突下，旁开3寸处，即为魂门。

功能主治 疏肝理气，降逆和胃。适用于肝炎，胆囊炎，胃炎，胃痉挛，食道狭窄，消化不良，肋间神经痛，神经症，癔病等病症。

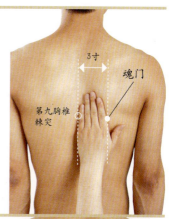

阳纲 Yanggang

定位 位于背部，在第十胸椎棘突下，旁开3寸。

快速取穴 先确定第七胸椎，再依次向下数到第十胸椎，在其棘突下，旁开3寸处，即为阳纲。

功能主治 疏肝利胆，健脾和中。适用于胃炎，消化不良，胃痉挛，肝炎，胆囊炎，心内膜炎，糖尿病等病症。

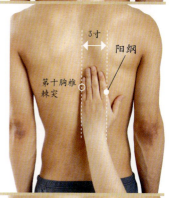

意舍 Yishe

定位 位于背部，在第十一胸椎棘突下，旁开3寸。

快速取穴 先确定第七胸椎，再依次向下数到第十一胸椎，在其棘突下，旁开3寸处，即为意舍。

功能主治 健脾化湿，降逆和胃。适用于消化不良，肠炎，胃扩张，胸膜炎，糖尿病等病症。

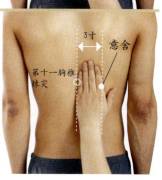

胃仓 Weicang

定位 位于背部,在第十二胸椎棘突下,旁开3寸。

快速取穴 从第七胸椎向下数到第十二胸椎,在其棘突下,旁开3寸处,即为胃仓。

功能主治 和胃健脾,消食导滞。适用于胃炎,胃痉挛,胃溃疡,肠炎,习惯性便秘,小儿积食等病症。

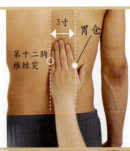

肓门 Huangmen

定位 位于腰部,在第一腰椎棘突下,旁开3寸。

快速取穴 从第十二胸椎往下便是腰椎。在第一腰椎棘突下,旁开3寸处,即为肓门。

功能主治 理气和胃,清热消肿。适用于胃痉挛,胃炎,便秘,乳腺炎,腰肌劳损等病症。

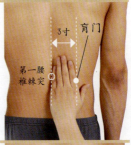

志室 Zhishi

定位 位于腰部,在第二腰椎棘突下,旁开3寸。

快速取穴 确定第十二胸椎,依次往下数到第二腰椎,在其棘突下旁开3寸,即为志室。

功能主治 益肾固精,利水,强壮腰膝。适用于遗精,阳痿,前列腺炎,肾炎,腰痛,膀胱炎,尿道炎,月经不调等病症。

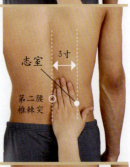

胞肓 Baohuang

定位 位于臀部,平第二骶后孔(次髎),骶正中嵴旁开3寸。

快速取穴 确定第五腰椎,依次往下数到第二骶椎,在其棘突下旁开3寸,即为胞肓。

功能主治 补肾强腰,通利二便。适用于膀胱炎,尿道炎,尿潴留,睾丸炎,肠炎,便秘,坐骨神经痛,腰背部软组织疾患等病症。

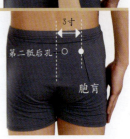

秩边 Zhibian

定位 位于臀部,平第四骶后孔(下髎),骶正中嵴旁开3寸。

快速取穴 确定第五腰椎,依次往下数到第四骶椎,在其棘突下旁开3寸,即为秩边。

功能主治 舒筋活络,强壮腰膝,调理下焦。适用于急性腰扭伤,下肢瘫痪,坐骨神经痛,脑血管病后遗症,生殖器疾病,痔疮等病症。

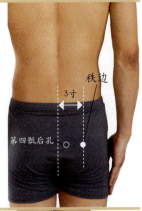

合阳 Heyang

定位 位于小腿后面,在委中与承山的连线上,委中下2寸。

快速取穴 小腿伸直,先确定委中穴,委中穴下2寸处,即为合阳。

功能主治 调经止带,强健腰膝。适用于功能性子宫出血,月经不调,子宫内膜炎,睾丸炎,前列腺炎,腰腿痛等病症。

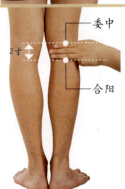

承筋 Chengjin

定位 位于小腿后面,在委中与承山的连线上,腓肠肌肌腹中央,委中下5寸。

快速取穴 从委中向下量取5寸,正当腓肠肌肌腹中央,即为承筋。

功能主治 舒筋活络,强健腰膝,清肠热。适用于急性腰扭伤,腓肠肌痉挛或麻痹,脱肛,痔疮,便秘等病症。

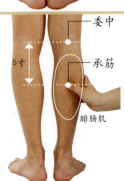

足太阳膀胱经

承山 Chengshan

定位 位于小腿后面正中，委中与昆仑之间，伸直小腿或足跟上提时，腓肠肌肌腹下尖角凹陷处。

快速取穴 直立，一足尖着地。在腓肠肌下部出现一人字纹，人字纹下方凹陷处，即为承山。

功能主治 理气止痛，舒筋活络。适用于腰肌劳损，腓肠肌痉挛，下肢瘫痪，痔疮，脱肛，坐骨神经痛，小儿惊风，痛经等病症。

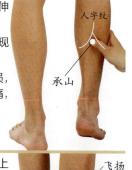

飞扬 Feiyang

定位 位于小腿后面，在外踝后，昆仑穴直上7寸，承山穴外下方1寸处。

快速取穴 先确定昆仑，其直上7寸处，即为飞扬。

功能主治 祛风化湿通络。适用于风湿性关节炎，痔疮，膀胱炎，癫痫，眩晕等病症。

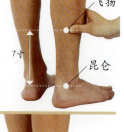

跗阳 Fuyang

定位 位于小腿后面，外踝后，昆仑直上3寸。

快速取穴 先确定昆仑穴，直上3寸处，即为跗阳。

功能主治 疏风通络，平肝解痉。适用于急性腰扭伤，下肢瘫痪，腓肠肌痉挛，面神经麻痹，三叉神经痛，头痛等病症。

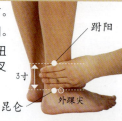

昆仑 Kunlun

定位 位于足部外踝后方，在外踝尖与跟腱之间的凹陷处。

快速取穴 伸直小腿，先找到外踝尖（即外踝突起的最高点），再找到跟腱（即足跟向上足踝后的大筋）。外踝尖与跟腱连线之间的凹陷处，即为昆仑。

功能主治 益肾通络止痛。适用于坐骨神经痛，神经性头痛，眩晕，下肢瘫痪，膝关节炎，踝关节扭伤，腰痛，膝关节周围软组织疾病等病症。

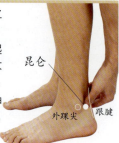

足太阳膀胱经

仆参 Pucan

定位 位于足外侧部，外踝后下方，昆仑穴直下，跟骨外侧，赤白肉际处。

快速取穴 先确定昆仑穴。昆仑穴直下，至足外侧皮肤颜色深浅交界处，即是仆参。

功能主治 舒筋活络，强壮腰膝。适用于足跟痛，膝关节炎，下肢瘫痪，尿道炎，癫痫，鼻出血等病症。

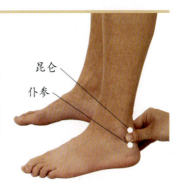

申脉 Shenmai

定位 位于足外侧部，外踝尖直下方凹陷中。

快速取穴 先找到外踝（即足部外侧踝关节），外踝尖直下的凹陷中，即是申脉。

功能主治 平肝通络止痛，安眠，壮腰。适用于头痛，眩晕，失眠，癫痫，脑血管病后遗症，腰肌劳损，下肢瘫痪，关节炎，踝关节扭伤等病症。

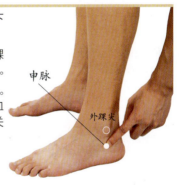

金门 Jinmen

定位 位于足外侧，在外踝前缘直下，骰骨下缘处。

快速取穴 脚趾向上翘起时，可见一骨头突起，即骰骨，在骰骨外侧可摸到一凹陷，即为金门。

功能主治 安神开窍，通经活络。适用于癫痫，小儿惊风，头痛，膝关节炎，腰痛，踝扭伤，足跟痛，疝气等病症。

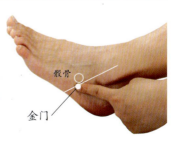

京骨 Jinggu

定　位 位于足外侧，第五跖骨粗隆下方，赤白肉际处。

快速取穴 顺着小趾向上摸，摸过第五跖趾关节，再向上，就是第五跖骨。第五跖骨后部直下，皮肤颜色深浅交界处，即为京骨。

功能主治 息风止痉，明目舒筋。适用于脑膜炎，脑溢血，癫痫，小儿惊风，头痛，心肌炎，腰腿痛等病症。

束骨 Shugu

定　位 位于足外侧，足小趾本节（第五跖趾关节）的后方，赤白肉际处。

快速取穴 顺着小趾向上摸，可以摸到小趾和足部相连接的关节，即第五跖趾关节。该关节的后方，皮肤颜色深浅交界处，即为束骨。

功能主治 舒经活络，清头明目。适用于神经性头痛，头晕，癫痫，耳聋，眼结膜炎，高血压，腰腿痛等病症。

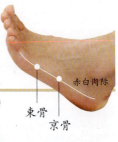

赤白肉际
束骨　京骨

足通谷 Zutonggu

定　位 位于足外侧，足小趾本节（第五跖趾关节）的前方，赤白肉际处。

快速取穴 找到第五跖趾关节。该关节的前方，皮肤颜色深浅交界处，即为足通谷。

功能主治 清热安神，清脑明目。适用于头痛，哮喘，精神病，癫痫，颈椎病，慢性胃炎等病症。

至阴 Zhiyin

定　位 位于足小趾末节外侧，距趾甲角0.1寸。

快速取穴 足小趾伸直，先确定外侧趾甲角，旁开0.1寸处，即为至阴。

功能主治 理气活血，清头明目。适用于胎位不正，难产，胎盘滞留，脑溢血，神经性头痛，脑血管病后遗症，遗精等病症。

至阴
赤白肉际
足通谷

—— 足太阳膀胱经

足少阴肾经

经脉循行
从足小趾下边开始，斜向脚底心，出于舟骨粗隆下，沿内踝之后，分支进入脚跟中。上向小腿内，出腘窝内侧，上大腿内后侧，通过脊柱属于肾、络于膀胱。直行的脉：从肾向上，通过肝、膈，进入肺中，沿喉部，夹舌根旁。支脉：从肺出来，络于心，流注于胸中，接手厥阴心包经。

联络脏腑器官
肾、肝、肺、膀胱、心、喉、舌。

主治病症
月经不调，痛经，不孕，遗精，阳痿，二便不利等泌尿生殖系疾病；咳喘，胸胁胀满；腹痛，吐泻，便秘等胃肠道疾病；目眩，耳鸣耳聋，咽喉肿痛，头痛等头面五官疾病；经脉循行所过处其他不适。

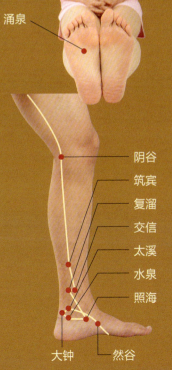

涌泉

俞府
彧中
神藏
灵墟
神封
步廊
幽门
腹通谷
阴都
石关
商曲
肓俞
中注
四满
气穴
大赫
横骨

阴谷
筑宾
复溜
交信
太溪
水泉
照海

大钟 然谷

涌泉 Yongquan

定 位 位于足底部,卷足时足前部凹陷处,约在足底第二、第三趾趾缝纹头端与足跟连线的前 1/3 与后 2/3 交点上。

快速取穴 抬起脚,脚趾弯曲,足底最凹陷处,即为涌泉穴。或在脚掌做一平分左右的正中线(去掉脚趾),再将该线三等分,前 1/3 与后 2/3 交点处,即为涌泉。

功能主治 苏厥开窍,滋阴益肾,平肝熄风。适用于休克,晕车,脑溢血,失眠,癔病,癫痫,精神病,小儿惊风,神经性头痛,咽喉炎,便秘,足心热等病症。

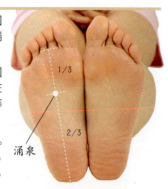

然谷 Rangu

定 位 位于足内侧缘,足舟骨粗隆下方,赤白肉际。

快速取穴 在脚的内侧缘,舟骨隆起下方,皮肤颜色深浅交界处,即为然谷。

功能主治 滋阴益肾,清热利湿。适用于膀胱炎,尿道炎,睾丸炎,精液缺乏,遗尿,咽喉炎,扁桃体炎,月经不调,不孕症,精神病等病症。

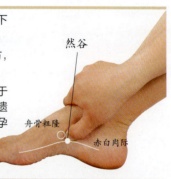

太溪 Taixi

定 位 位于足内侧,内踝后方,在内踝尖与跟腱之间的凹陷处。

快速取穴 内踝隆起的最高点即为内踝尖。从脚后跟向上,在足踝后部摸到粗大的肌腱,即为跟腱。内踝尖与跟腱之间,其凹陷处即为太溪。

功能主治 滋阴益肾,壮阳强腰。适用于肾炎,膀胱炎,遗精,遗尿,肺气肿,支气管炎,哮喘,慢性喉炎,口腔炎,耳鸣,下肢瘫痪,足跟痛,月经不调,头痛等病症。

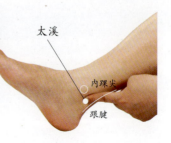

大钟 Dazhong

定　位 位于足内侧，内踝后下方，在跟腱附着部的内侧前方凹陷处。

快速取穴 从脚后跟向上，在足踝后部摸到粗大的肌腱，即为跟腱。在内踝后下方，跟腱附着部的内侧前方可摸到一凹陷处，即为大钟。

功能主治 益肾平喘，调理二便。适用于神经衰弱，癔病，尿潴留，咳喘，哮喘，咽痛，口腔炎，食道狭窄，便秘，疟疾，足跟痛等病症。

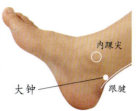

水泉 Shuiquan

定　位 位于足内侧，内踝后下方，在太溪穴直下1寸（指寸），跟骨结节的内侧凹陷处。

快速取穴 找到太溪穴，在太溪穴直下1寸，即为水泉。

功能主治 补肾，清热利水，通淋。适用于月经不调，闭经，月经过少，子宫脱垂，不孕症，小便不利等病症。

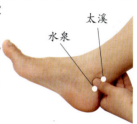

照海 Zhaohai

定　位 位于足内侧，内踝尖下方凹陷处。

快速取穴 在足内侧，内踝尖下方凹陷处，即为照海。

功能主治 滋阴清热，调经止痛。适用于急性扁桃体炎，慢性咽喉炎，神经衰弱，失眠，月经不调，痛经等病症。

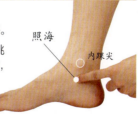

复溜 Fuliu

定　位 位于小腿内侧，太溪穴直上2寸，跟腱的前方。

快速取穴 找到太溪穴，其直上2寸，跟腱的前方即为复溜。

功能主治 补肾益阴，温阳利水。适用于肾炎，睾丸炎，泌尿系感染，小儿麻痹后遗症，脊髓炎，功能性子宫出血，腹膜炎，痔疮，腰肌劳损。

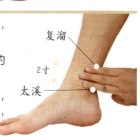

交信 Jiaoxin

定位 位于小腿内侧，在太溪直上2寸，复溜穴前0.5寸，胫骨内侧缘的后方。

快速取穴 找到复溜，在复溜前0.5寸处，胫骨内侧缘的后方，即为交信。

功能主治 益肾调经，调理二便。适用于月经不调，功能性子宫出血，子宫收缩不全，尿潴留，泌尿系感染，睾丸炎，便秘，痢疾，肠炎等病症。

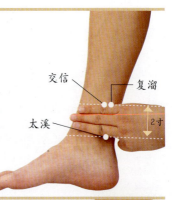

筑宾 Zhubin

定位 位于小腿内侧，在太溪与阴谷的连线上，太溪上5寸，腓肠肌肌腹的内下方。

快速取穴 找到太溪和阴谷，在太溪与阴谷连线上，太溪上5寸处，即为筑宾。

功能主治 调理下焦，宁心安神。适用于癫痫，泌尿系统感染，神经性呕吐，腓肠肌痉挛等病症。

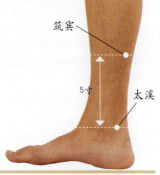

阴谷 Yingu

定位 位于腘窝内，腘横纹上，半腱肌肌腱外侧缘。

快速取穴 屈膝，膝盖后面的横纹为腘横纹。在腘横纹内侧端，屈膝时可以摸到窝处的两条明显的筋，两条筋之间的凹陷即为阴谷。

功能主治 益肾调经，理气止痛。适用于泌尿系感染，阳痿，遗精，阴茎痛，阴道炎，外阴炎，功能性子宫出血，胃炎，肠炎，癫痫等病症。

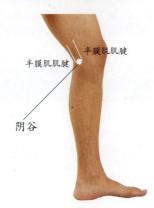

横骨 Henggu

定　位 位于下腹部,在脐中下5寸,前正中线旁开0.5寸。

快速取穴 肚脐中央为脐中。脐中下5寸,旁开0.5寸,即为横骨。

功能主治 益肾助阳,调理下焦。适用于尿道炎,尿潴留,遗尿,遗精,阳痿,盆腔炎,附件炎,闭经,月经不调,角膜炎等病症。

大赫 Dahe

定　位 位于下腹部,在脐中下4寸,前正中线旁开0.5寸。

快速取穴 从肚脐直下量4寸,再从前正中线旁开0.5寸,即为大赫。

功能主治 益肾助阳,调经止带。适用于遗精,早泄,阳痿,睾丸炎,月经不调等病症。

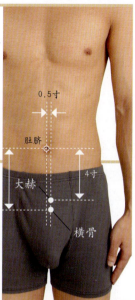

气穴 Qixue

定　位 位于下腹部,在脐中下3寸,前正中线旁开0.5寸。

快速取穴 从肚脐直下量3寸,再从前正中线旁开0.5寸,即为气穴。

功能主治 调理冲任,益肾暖胞。适用于泌尿系感染,遗精,阳痿,阴茎痛,肾炎,月经不调,不孕症,腹泻,角膜炎等病症。

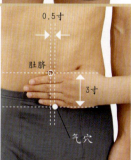

四满 Siman

定　位 位于下腹部,在脐中下2寸,前正中线旁开0.5寸。

快速取穴 从肚脐直下量2寸,再从前正中线旁开0.5寸,即为四满。

功能主治 理气调经,利水消肿。适用于妇产科系统疾病,痛经,月经不调,便秘等病症。

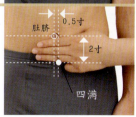

足少阴肾经

中注 Zhongzhu

定位 位于下腹部，在脐中下1寸，前正中线旁开0.5寸。

快速取穴 从肚脐直下量1寸，再从前正中线向旁边量0.5寸，即为中注。

功能主治 调经止带，通调腑气。适用于月经不调，卵巢炎，输卵管炎，睾丸炎，肠炎，腹痛，便秘，腰痛，结膜炎等病症。

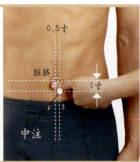

肓俞 Huangshu

定位 位于腹中部，在脐中旁开0.5寸。

快速取穴 找到脐中，脐中旁开0.5寸即为肓俞。

功能主治 理气止痛，润肠通便。适用于胃痉挛，肠炎，痢疾，习惯性便秘，肠麻痹，尿道炎，膀胱炎，角膜炎等病症。

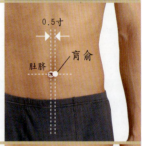

商曲 Shangqu

定位 位于上腹部，在脐中上2寸，前正中线旁开0.5寸。

快速取穴 充分暴露腹部，脐中上2寸，前正中线旁开0.5寸处，即为商曲。

功能主治 健脾和胃，消积止痛。适用于胃炎，胃痉挛，胃下垂，痢疾，便秘等病症。

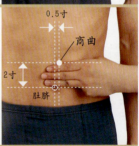

石关 Shiguan

定位 位于上腹部，在脐中上3寸，前正中线旁开0.5寸。

快速取穴 找到脐中，从脐中往上量3寸，再从前正中线旁开0.5寸，即为石关。

功能主治 攻坚消满，调理气血。适用于胃痉挛，便秘，肠炎，食管痉挛，盆腔炎，不孕症，痛经，结膜充血等病症。

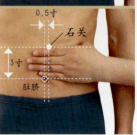

—— 足少阴肾经

阴都 Yindu

定　位 位于上腹部，在脐中上4寸，前正中线旁开0.5寸。

快速取穴 从脐中往上量4寸，再从前正中线旁开0.5寸，即为阴都。

功能主治 调理胃肠，宽胸降逆。适用于支气管炎，哮喘，肺气肿，结膜炎，角膜白斑，胸膜炎，疟疾等病症。

腹通谷 Futonggu

定　位 位于上腹部，在脐中上5寸，前正中线旁开0.5寸。

快速取穴 取阴都，其直上一寸，即为腹通谷。

功能主治 健脾和胃，宽胸安神。适用于急慢性胃炎，消化不良，胃扩张，神经性呕吐，肋间神经痛，肺气肿，哮喘，眼结膜充血等病症。

幽门 Youmen

定　位 位于上腹部，在脐中上6寸，前正中线旁开0.5寸。

快速取穴 取腹通谷，其直上1寸即为幽门。

功能主治 健脾和胃，降逆止呕。适用于慢性胃炎，胃溃疡，神经性呕吐，乳腺炎，乳汁缺乏，妊娠呕吐等病症。

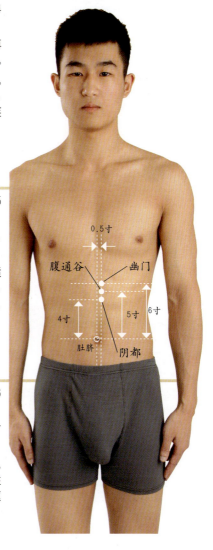

足少阴肾经

步廊 Bulang

定位 位于胸部,在第五肋间隙,前正中线旁开2寸。

快速取穴 自乳头向下一个肋间隙即第五肋间隙,在此肋间隙从前正中线向旁边量三横指即为步廊。

功能主治 宽胸理气,止咳平喘。适用于支气管炎,哮喘,肋间神经痛,嗅觉减退,鼻炎,胃炎等病症。

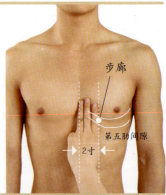

神封 Shenfeng

定位 位于胸部,在第四肋间隙,前正中线旁开2寸。

快速取穴 在与乳头相平的肋间隙即第四肋间隙,在此肋间隙从前正中线向旁边量三横指即为神封。

功能主治 宽胸理肺,降逆止呕。适用于肺炎,支气管炎,哮喘,胸膜炎,心动过速,乳腺炎,呕吐等病症。

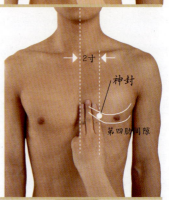

灵墟 Lingxu

定位 位于胸部,在第三肋间隙,前正中线旁开2寸。

快速取穴 先找到第三肋间隙,当前正中线旁开2寸处,即为灵墟。

功能主治 疏肝宽胸,肃降肺气。适用于支气管炎,哮喘,肋间神经痛,嗅觉减退,鼻炎,胸膜炎,乳腺炎,食欲不振等病症。

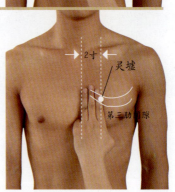

——足少阴肾经

神藏 Shencang

定位 位于胸部，在第二肋间隙，前正中线旁开2寸。

快速取穴 先找到第二肋间隙，当前正中线旁开2寸处，即为神藏。

功能主治 宽胸理气，降逆平喘。适用于感冒，支气管炎，支气管哮喘，肋间神经痛，呃逆，胸膜炎，消化不良等病症。

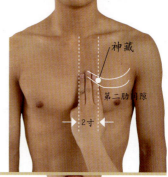

彧中 Yuzhong

定位 位于胸部，在第一肋间隙，前正中线旁开2寸。

快速取穴 先找到第一肋间隙，前正中线旁开2寸处，即为彧中。

功能主治 宽胸理气，止咳化痰。适用于支气管炎，肋间神经痛，呃逆，胸膜炎，食欲不振等病症。

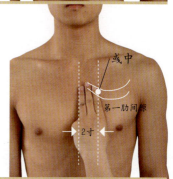

俞府 Shufu

定位 位于胸部，在锁骨下缘，前正中线旁开2寸。

快速取穴 充分暴露胸部，在锁骨下缘，前正中线旁开2寸处，即为俞府。

功能主治 止咳平喘，和胃降逆。适用于支气管炎，哮喘，呼吸困难，神经性呕吐，食欲不振，胸膜炎等病症。

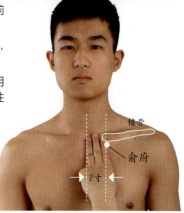

足少阴肾经

手厥阴心包经

经脉循行
从胸中开始，浅出属心包，通过膈肌，经过胸部、上腹和下腹，依次联络三焦。支脉：沿胸内出胁部，当腋下3寸处（天池），向上到腋下，沿上臂内侧，于手太阴、手少阴之间，进入肘中，下向前臂，走两筋，进入掌中，沿中指出于末端。

联络脏腑器官
心、心包、三焦。

主治病症
心胸烦闷，心痛，掌心发热等。

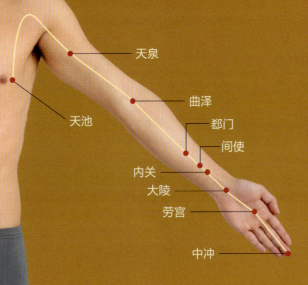

天池 Tianchi

定 位 位于胸部,在第四肋间隙,乳头外1寸,前正中线旁开5寸。

快速取穴 男性乳头水平,正对第四肋间隙,女性则为锁骨向下,数至第四肋间隙,从乳头向外一寸处,即为天池。

功能主治 活血化瘀,宽胸理气。适用于心绞痛,心脏外膜炎,乳腺炎,乳汁分泌不足,淋巴结核,腋窝淋巴腺炎,肋间神经痛,脑溢血,咳嗽等病症。

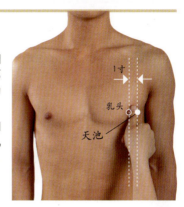

天泉 Tianquan

定 位 位于臂内侧,在腋前纹头下2寸,肱二头肌的长、短之间。

快速取穴 取端坐位或直立位,充分暴露上臂,在臂内侧肱二头肌的长、短头之间,在腋前纹头下2寸处,即为天泉。

功能主治 宽胸理气,活血通脉。适用于心绞痛,心动过速,心内膜炎,肋间神经痛,呃逆,支气管炎,上臂内侧痛,视力减退等病症。

曲泽 Quze

定 位 位于肘横纹中,在肱二头肌腱的尺侧缘。

快速取穴 肘部微屈,在肘弯可触摸到一条大筋,在大筋内侧的肘弯横纹上有一凹陷,即为曲泽。

功能主治 清暑泻热,和胃降逆,解毒。适用于心绞痛,风湿性心脏病,心肌炎,急性胃肠炎,支气管炎,中暑,肘关节疼痛等病症。

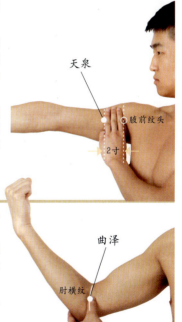

手厥阴心包经

郄门 Ximen

定位 位于前臂掌侧，在曲泽与大陵的连线上，腕横纹上5寸。

快速取穴 从腕横纹向上量三横指，在掌长肌腱和桡侧腕屈肌腱之间找到内关，从内关再向上量四横指就是郄门。

功能主治 宁心安神，清营止血。适用于心绞痛，心肌炎，风湿性心脏病，心悸，呃逆，癔病，乳腺炎，胸膜炎，胃出血等病症。

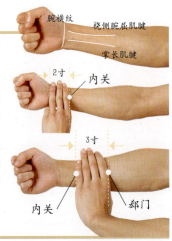

间使 Jianshi

定位 位于前臂掌侧，在曲泽与大陵的连线上，腕横纹上3寸，掌长肌腱与桡侧腕屈肌腱之间。

快速取穴 从腕横纹向上量三寸，在掌长肌腱和桡侧腕屈肌腱之间，即为间使。

功能主治 宽胸和胃，清心安神。适用于风湿性心脏病，心绞痛，心肌炎，癫痫，癔病，精神分裂症，脑血管病后遗症，感冒，咽喉炎，胃炎等病症。

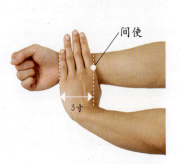

内关 Neiguan

定位 位于前臂掌侧，在曲泽与大陵的连线上，腕横纹上2寸，掌长肌腱与桡侧腕屈肌腱之间。

快速取穴 从腕横纹向上量三横指，在掌长肌腱与桡侧腕屈肌腱之间，即为内关。

功能主治 宁心安神，和胃降逆，理气镇痛。适用于风湿性心脏病，心绞痛，心肌炎，心内、外膜炎，心动过速，心动过缓，眩晕，失眠，胃痛，呕吐等病症。

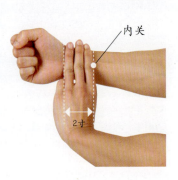

—— 手厥阴心包经

大陵 Daling

定　位 位于腕掌横纹的中点处，在掌长肌腱与桡侧腕屈肌腱之间。

快速取穴 伸出手臂，在手掌与手臂连接处，最靠近手掌的横纹，即为腕横纹。在腕横纹的中点处，掌长肌腱与桡侧腕屈肌腱之间，即为大陵。

功能主治 宁心安神，和营通络，宽胸理气和胃。适用于心肌炎，心动过速，神经衰弱，失眠，癫痫，精神分裂症，胃炎，胃出血等病症。

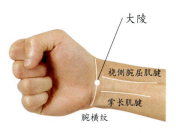

劳宫 Laogong

定　位 位于手掌心，在第二、第三掌骨之间偏于第三掌骨，握拳屈指时中指尖处。

快速取穴 自然握拳，中指尖与掌心接触的地方，即为劳宫。

功能主治 清心泻热，开窍醒神，消肿止痒。适用于脑血管意外昏迷，中暑，癔病，精神病，小儿惊厥，吞咽困难，黄疸，食欲不振，口腔炎等病症。

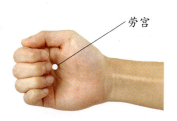

中冲 Zhongchong

定　位 位于手中指末节尖端中央。

快速取穴 在手中指靠近指甲处，手指尖端中央，即为中冲。

功能主治 苏厥开窍，清心泻热。适用于昏迷，休克，脑溢血，中暑，癔病，癫痫，小儿惊风，高血压，心绞痛，心肌炎，小儿消化不良，舌炎，结膜炎等病症。

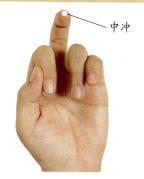

手少阳三焦经

经脉循行
起于无名指末端,上行小指与无名指之间,沿手背,出于前臂伸侧两骨之间,向上通过肘尖,沿上臂外侧,向上通过肩部,交出足少阳经的后面,进入缺盆,分布于膻中,散络于心包,通过膈肌,广泛遍属于上、中、下三焦。支脉:从膻中上行,出锁骨上窝,上向后项,连系耳后,直上出耳上方,弯下向面颊,至眼下。另一条支脉:从耳后进入耳中,出走耳前,经过上关前,交面颊,到外眼角接足少阳胆经。

联络脏腑器官
三焦、心包、耳、眼、肺、膈。

主治病症
头痛,目赤痛,牙痛,口眼㖞斜,耳鸣耳聋,咽喉肿痛等头面五官病症,失眠,昏厥等神志病;颈肩背痛,糖尿病等。

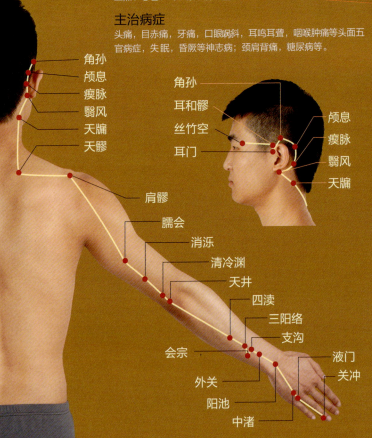

关冲 Guanchong

定 位 位于手无名指末节尺侧,距指甲根角0.1寸处。

快速取穴 环指伸直,先确定靠近小指侧的指甲角,旁开0.1寸处,即为关冲。

功能主治 泻热开窍,清利喉舌。适用于头痛,喉炎,结膜炎,角膜白斑,脑血管病,小儿消化不良等病症。

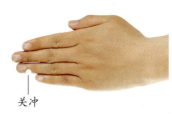

关冲

液门 Yemen

定 位 位于手背部,第四、第五指间指蹼缘后方赤白肉际处。

快速取穴 自然握拳,找到手背第四、第五掌指关节,在两个关节中点前,皮肤颜色深浅交界处,即为液门。

功能主治 清头目,利三焦,通络止痛。适用于头痛,咽喉炎,耳疾,齿龈炎,角膜白斑,疟疾,前臂肌痉挛或疼痛,手背痛,颈椎病病症。

中渚 Zhongzhu

定 位 位于手背,第四、第五掌骨间,掌指关节近端凹陷中,液门直上1寸处。

快速取穴 自然握拳,找到手背第四、五掌指关节,在两个关节中点后的凹陷处,即为中渚。

功能主治 清热通络,开窍益聪。适用于神经性耳聋,头痛头晕,喉头炎,角膜白斑,喉痹,肩背部筋膜炎等劳损性疾病等病症。

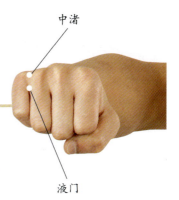

中渚

液门

手少阳三焦经

阳池 Yangchi

定　位 位于腕背部横纹中，在指伸肌腱的尺侧凹陷处。

快速取穴 在腕关节背面，从第四掌骨向上推至腕关节横纹，腕背横纹中点处可触摸到一凹陷，即为阳池。

功能主治 清热通络，通调三焦。适用于耳聋，目红肿痛，手腕部损伤，流行性感冒，风湿病，糖尿病等病症。

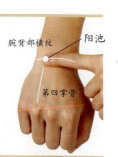

外关 Waiguan

定　位 位于腕背侧远端横纹上2寸，尺桡骨之间，阳池与肘尖的连线上。

快速取穴 从掌腕背横纹中点直上量三横指，在尺骨和桡骨之间的凹陷处即为外关。

功能主治 疏风解表，清热消肿。适用于目赤肿痛，耳鸣，耳聋，鼻出血，牙痛，上肢关节炎，急性腰扭伤，腹痛便秘，感冒，高血压，偏头痛等病症。

支沟 Zhigou

定　位 位于腕背侧远端横纹上3寸，尺骨与桡骨之间，阳池与肘尖的连线上。

快速取穴 暴露前臂，在前臂背侧，腕背横纹上3寸，尺骨与桡骨之间，即为支沟。

功能主治 清利三焦，通腑降逆。适用于习惯性便秘，耳聋，耳鸣，呕吐，泄泻，经闭，产后乳汁分泌不足，上肢麻痹瘫痪等病症。

会宗 Huizong

定　位 位于前臂背侧，当腕背横纹上3寸，支沟穴的尺侧，尺骨的桡侧缘取穴。

快速取穴 在腕背横纹上3寸，支沟穴尺侧，尺骨的桡侧缘，即为会宗。

功能主治 清利三焦，安神定志，疏通经络。适用于耳聋耳鸣，癫痫，上肢肌肤痛等病症。

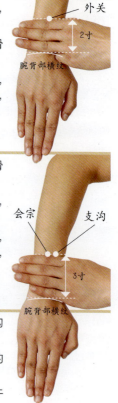

—— 手少阳三焦经

三阳络 Sanyangluo

定　位 位于前臂背侧,腕背侧远端横纹上4寸,尺骨与桡骨之间。

快速取穴 暴露前臂,在前臂背侧,腕背横纹上4寸,尺骨与桡骨之间,支沟上一横指,即为三阳络。

功能主治 舒筋通络,开窍镇痛。适用于龋齿牙痛,手臂痛不能上举,恶寒发热无汗,内伤,脑血管后遗症,眼病,失语等病症。

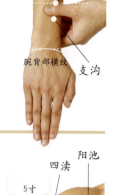

四渎 Sidu

定　位 位于前臂背侧,肘尖下方5寸,在阳池与肘尖的连线上,尺骨与桡骨之间。

快速取穴 找到阳池穴,屈肘,找到肘尖。在阳池与肘尖的连线上,肘尖下5寸处,尺骨与桡骨之间,即为四渎。

功能主治 开窍聪耳,清利咽喉。适用于耳聋牙痛,咽喉痛,偏头痛,上肢麻痹瘫痪,神经衰弱等病症。

天井 Tianjing

定　位 位于上臂外侧,屈肘时,肘尖直上1寸凹陷处。

快速取穴 屈肘,找到肘尖,当肘尖直上1寸凹陷处,即为天井。

功能主治 行气散结,安神通络。适用于眼睑炎,扁桃腺炎,外眼角红肿,咽喉疼痛,中风,抑郁症,支气管炎,颈淋巴结核,心痛、胸痛,偏头痛等病症。

清冷渊 Qinglengyuan

定　位 位于上臂外侧,屈肘,在肘尖直上2寸,即天井穴上1寸。

快速取穴 在天井穴直上1寸处即为清冷渊。

功能主治 疏散风寒,通经止痛。适用于头晕头痛,目痛目赤,肩臂痛不能举,肘痛不能屈伸等病症。

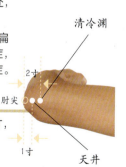

手少阳三焦经

消泺 Xiaoluo

定位 位于上臂外侧，在清冷渊与臑会连线的中点处。

快速取穴 取清冷渊和臑会，两穴连线的中点处，即为消泺。

功能主治 清热安神，活络止痛。适用于头痛，头晕，颈项强痛，臂痛，背肿，牙痛等病症。

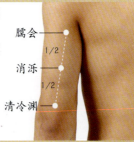

臑会 Naohui

定位 位于臂外侧，在肘尖与肩髎的连线上，肩髎下3寸，三角肌的后下缘。

快速取穴 取肩髎穴，在肘尖与肩髎穴的连线上，肩髎下3寸，三角肌的后下缘，即为臑会。

功能主治 化痰散结，通络止痛。适用于目疾，肩胛疼痛，腋下痛等病症。

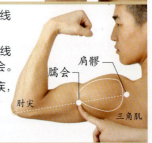

肩髎 Jianliao

定位 位于肩部，肩后方，在肩关节外展时于肩峰后下方呈现凹陷处。

快速取穴 握拳，屈肘，上臂外展，在三角肌的上缘肩部最高点处有一凹陷，按压有酸胀感，即为肩髎。

功能主治 去风湿，通经络。适用于荨麻疹，肩关节周围炎，脑血管后遗症，胸膜炎等病症。

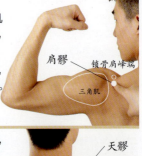

天髎 Tianliao

定位 位于肩胛部，肩井与曲垣的中间，在肩胛骨上角处。

快速取穴 在肩胛部，摸到肩胛骨上角，在其上方的凹陷处，即为天髎。

功能主治 祛风除湿，通经止痛。适用于颈项强痛，肩臂痛，胸中烦满，热病无汗，发热恶寒，颈椎病，落枕，肩背部疼痛等病症。

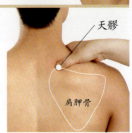

天牖 Tianyou

定位 位于颈侧部，在乳突的后方直下，平下颌角，胸锁乳突肌的后缘。

快速取穴 找到下颌角，在乳突后方直下平下角颌的凹陷处，胸锁乳突肌的后缘即为天牖。

功能主治 清头明目，通经活络。适用于头痛头晕，目痛面肿，暴聋耳鸣，视神经炎，鼻出血，咽炎，颈肩背部痉挛强直，多梦等病症。

翳风 Yifeng

定位 位于耳垂后，乳突与下颌骨之间凹陷处。

快速取穴 将耳垂向后按压，正对耳垂边缘的凹陷处。

功能主治 聪耳通窍，清热消肿。适用于耳聋，耳鸣，头痛，牙痛，腮腺炎，下颌关节炎，口眼斜，甲状腺肿，面神经麻痹，呃逆等病症。

瘛脉 Chimai

定位 位于头部，耳后乳突中央，在角孙至翳风之间，沿耳轮连线的中、下 1/3 交点处。

快速取穴 在耳后，先找到角孙，再找到翳风，角孙至翳风之间，沿耳轮做连线，该连线的下 1/3 处，即为瘛脉。

功能主治 熄风解痉，活络通窍。适用于耳聋，耳鸣，视物不清，呕吐，泄泻，惊恐，头痛等病症。

颅息 Luxi

定位 位于头部，在角孙至翳风之间，沿耳轮连线上的上、中 1/3 交点处。

快速取穴 沿耳轮做角孙至翳风之间的连线，该连线上 1/3 处即为颅息。

功能主治 通窍聪耳，泄热镇惊。适用于耳鸣，耳聋，中耳炎，头痛，视网膜出血，小儿惊风，瘛疭，呕吐，哮喘等病症。

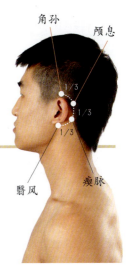

角孙 Jiaosun

定位 位于头部，折耳廓向前，在耳尖直上，入发际处。

快速取穴 在头部，将耳廓折叠向前，找到耳尖。当耳尖直上入发际处，即为角孙。

功能主治 清热消肿，散风止痛。适用于腮腺炎，牙龈炎，视神经炎，视网膜出血，眼疾，目痛，头痛等病症。

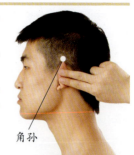
角孙

耳门 Ermen

定位 位于面部，在耳屏上切迹的前方、下颌骨髁状突后缘，张口有凹陷处。

快速取穴 在面部，先找到耳屏（耳朵前面的小珠样解剖标志）。当耳屏上缘的前方，张口有凹陷处，即为耳门。

功能主治 开窍聪耳，泄热活络。适用于耳聋耳鸣，耳疮流脓，中耳炎，牙痛，下颌关节炎，口周肌肉痉挛等病症。

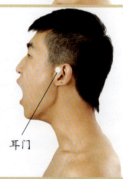
耳门

耳和髎 Erheliao

定位 位于头侧部，在鬓发后缘，平耳根之前方，颞浅动脉后缘。

快速取穴 在耳根的正前方，鬓发的后缘处即为耳和髎。

功能主治 祛风通络，解痉止痛。适用于耳鸣，流涕，头痛颊肿，面瘫，面肌痉挛，耳炎，鼻炎等病症。

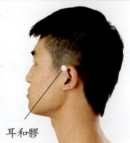
耳和髎

丝竹空 Sizhukong

定位 位于面部，在眉梢凹陷处。

快速取穴 在面部，眉毛外侧缘眉梢凹陷处。

功能主治 清头明目，平肝镇痉。适用于头痛眩晕，眼结膜炎，视神经萎缩，面神经麻痹等病症。

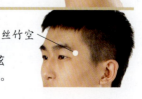
丝竹空

— 手少阳三焦经

足少阳胆经

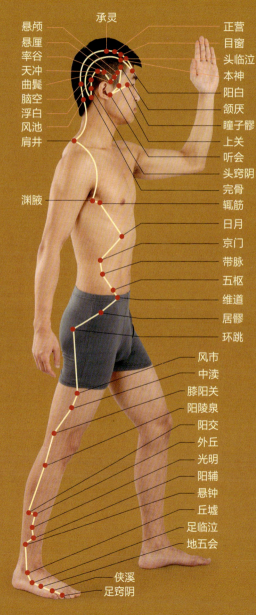

经脉循行
从外眼角开始,上行到额角,下耳后,沿颈旁,行手少阳三焦经,至肩上退后,交出手少阳三焦经之后,进入缺盆。

第一条支脉:从耳后进入耳中,走耳前,至外眼角后。

第二条支脉:从外眼角分出,下向大迎,会合手少阳三焦经,至眼下。下边经过颊车,下行颈部,会合于缺盆。由此下向胸中,通过膈肌,络于肝,属于胆。沿胁里,出于气街,绕阴部毛际,横向进入髋关节部。

直行脉:从缺盆下向到腋下,沿胸侧,过季胁,向下会合于髋关节部。由此向下,沿大腿外侧,出膝外侧,下向腓骨头前,直下到腓骨下段,下出外踝之前,沿足背进入第四趾外侧。

支脉:从足背分出,进入跗趾趾缝间,沿第一、第二跖骨间,出趾端,回转来通过爪甲,出于趾背毫毛部,接足厥阴肝经。

联络脏腑器官
胆、肝、膈、耳、眼、咽喉。

主治病症
头痛,眩晕,口眼㖞斜,耳鸣耳聋,齿痛等头面五官病症;月经不调,带下等妇科病;多梦,癫痫等神志病;经脉循行所过处其他不适,如颈肩背疼痛,下肢痿痹。

瞳子髎 Tongziliao

定　位 位于面部，目外眦旁，在眶外侧缘处。

快速取穴 在面部，先找到目外眦（即靠近耳朵侧的眼角），从目外侧眦向外，摸过眼眶，其外侧缘处，即为瞳子髎。

功能主治 平肝熄风，明目退翳。适用于角膜炎，视网膜炎，视网膜出血，屈光不正，青少年近视眼，白内障，青光眼，夜盲症，视神经萎缩，头痛等病症。

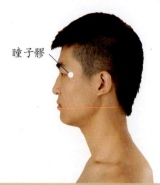

瞳子髎

听会 Tinghui

定　位 位于面部，在耳屏间切迹的前方，下颌骨髁状突的后缘，张口有凹陷处。

快速取穴 在面部，先找到耳屏（即耳朵前面突起的小珠样解剖标志）。在耳屏下缘前方，张口有凹陷处，即是听会。

功能主治 开窍聪耳，通经活络。适用于突发性耳聋，中耳炎，腮腺炎，牙痛，咀嚼肌痉挛，面神经麻痹，脑血管后遗症等病症。

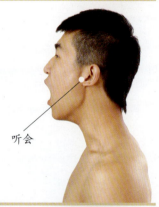

听会

上关 Shangguan

定　位 位于耳前，下关直上，在颧弓的上缘凹陷处。

快速取穴 在面部，耳朵和鼻子之间，靠近耳朵，可以摸到一个横着的骨头，即是颧弓，当颧弓的上缘凹陷处，即为上关。

功能主治 聪耳镇痉，散风活络。适用于耳鸣，耳聋，中耳炎，牙痛，下颌关节炎，颞颌关节功能紊乱，面神经麻痹，面肌痉挛，偏头痛，眩晕等病症。

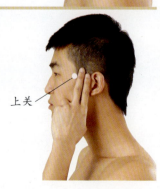

上关

—— 足少阳胆经

颔厌 Hanyan

定 位 位于头部鬓发上，在头维与曲鬓弧形连线的上 1/4 与下 3/4 交点处。

快速取穴 在头部鬓发上，先找到头维，再找到曲鬓穴，两穴连线，当头维与曲鬓弧线连线上的上 1/4 处，即为颔厌。

功能主治 清热散风，通络止痛。适用于偏头痛，三叉神经痛，眩晕，癫痫，耳鸣，结膜炎等病症。

悬颅 Xuanlu

定 位 位于头部鬓发上，在头维与曲鬓弧形连线的中点处。

快速取穴 做头维和曲鬓的连线，当头维与曲鬓弧形连线的中点处，即为悬颅。

功能主治 通络消肿，清热散风。适用于偏头痛，三叉神经痛，神经衰弱，牙痛，鼻炎，结膜炎等病症。

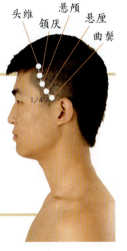

悬厘 Xuanli

定 位 位于头部鬓发上，在头维与曲鬓弧形连线的上 3/4 与下 1/4 交点处。

快速取穴 在头维与曲鬓弧形连线的上 3/4 与下 1/4 交点处，即为悬厘。

功能主治 通络解表，清热散风。适用于神经衰弱，偏头痛，三叉神经痛，耳鸣，结膜炎，鼻炎等疾病。

曲鬓 Qubin

定 位 位于头部，在耳前鬓角发际后缘的垂线与耳尖水平线交点处。

快速取穴 在头部，先在耳前鬓角发际后缘做垂直线，设为纵轴。再找到耳尖，做水平线，设为横轴。两轴线交点处，即为曲鬓。

功能主治 清热止痛，活络通窍。适用于三叉神经痛，偏头痛，面神经麻痹，牙痛，视网膜出血等病症。

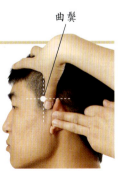

足少阳胆经

率谷 Shuaigu

定位 位于头部，在耳尖直上入发际1.5寸，角孙直上方。

快速取穴 取角孙，直上1.5寸处，即为率谷。

功能主治 平肝熄风，通经活络。适用于偏头痛，三叉神经痛，面神经麻痹，眩晕，顶骨部疼痛，胃炎，小儿高热惊厥等病症。

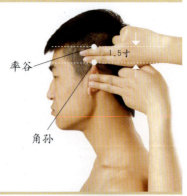

天冲 Tianchong

定位 位于头部，在耳根后缘直上入发际2寸，率谷后0.5寸处。

快速取穴 在头部，先找到耳根后缘，从该处直上，入发际2寸处即为天冲。

功能主治 祛风定惊，清热消肿。适用于头痛，癫痫，牙龈炎，耳鸣，耳聋，甲状腺肿大等病症。

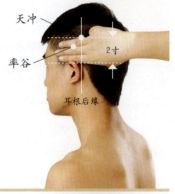

浮白 Fubai

定位 位于头部，在耳后乳突的后上方，天冲与完骨的弧形连线的中1/3与上1/3交点处。

快速取穴 从耳根上缘向后入发际量一横指，触摸有凹陷处即为浮白。

功能主治 散风止痛，理气散结。适用于头痛，牙痛，耳鸣，耳聋，甲状腺肿大，支气管炎，扁桃体炎，脑血管病后遗症等病症。

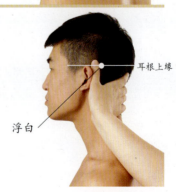

—— 足少阳胆经

头窍阴 Touqiaoyin

定　位 位于头部，在耳后乳突的后上方，在天冲与完骨的中 1/3 与下 1/3 交点处。

快速取穴 在头部，先做天冲与完骨的弧形连线。在天冲与完骨弧形连线的下 1/3 处，即为头窍阴。

功能主治 平肝镇痛，开窍聪耳。适用于头痛，三叉神经痛，脑膜炎，四肢痉挛抽搐，喉炎，神经性耳鸣，耳聋，甲状腺肿大，脑血管病，胸痛，支气管炎等病症。

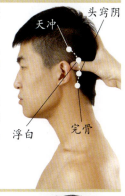

完骨 Wangu

定　位 位于头部，在耳后乳突的后下方凹陷处。

快速取穴 在耳的后下方，摸到一个明显的突起，即为乳突，乳突后下方的凹陷处，即为完骨。

功能主治 通络宁神，祛风清热。适用于头痛，失眠，癫痫，面神经麻痹，失语，腮腺炎，牙龈炎，中耳炎，扁桃体炎，口唇肌肉萎缩，牙痛等病症。

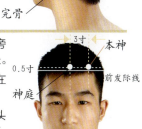

本神 Benshen

定　位 位于头部，在前发际上 0.5 寸，神庭旁开 3 寸，神庭与头维连线的内 2/3 与外 1/3 的交点处。

快速取穴 在头部，先找到神庭，再找到头维，在神庭与头维连线的 2/3 处，即为本神。

功能主治 祛风定惊，安神止痛。适用于神经性头痛，眩晕，癫痫，胸胁痛，脑血管病后遗症等病症。

阳白 Yangbai

定　位 位于前额部，在瞳孔直上，眉上 1 寸。

快速取穴 在前额部，双目平视正前方，当瞳孔直上，眉毛向上 1 寸处，即为阳白。

功能主治 清头明目，祛风泄热。适用于眼科疾病，面神经麻痹或面肌痉挛，眶上神经痛等病症。

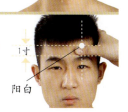

足少阳胆经

头临泣 Toulinqi

定 位 位于头部，在瞳孔直上入前发际0.5寸，神庭与头维连线的中点处。

快速取穴 双目直视，瞳孔直上，入发际0.5寸处，即为头临泣。

功能主治 聪耳明目，安神定志。适用于头痛，小儿高热惊厥，角膜白斑，急、慢性结膜炎等病症。

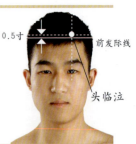

目窗 Muchuang

定 位 位于头部，在前发际上1.5寸，头正中线旁开2.25寸。

快速取穴 于前发际上1.5寸处做水平线，设为横轴。在头正中线旁开2.25寸处做垂直线，设为纵轴。两轴线相交之处，即为目窗。

功能主治 明目开窍，祛风定惊。适用于神经性头痛，眩晕，结膜炎，视力减退，牙痛，感冒等病症。

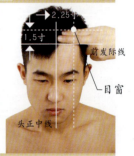

正营 Zhengying

定 位 位于头部，在前发际上2.5寸，头正中线旁开2.25寸。

快速取穴 在前发际上2.5寸处做水平线，设为横轴。在头正中线旁开2.25寸处做垂直线，设为纵轴。两轴线相交之处，即为正营。

功能主治 平肝明目，疏风止痛。适用于头痛，眩晕，牙痛，视神经萎缩，呕吐等病症。

承灵 Chengling

定 位 位于头部，在前发际上4.0寸，头正中线旁开2.25寸。

快速取穴 在前发际上4寸处做水平线，设为横轴。在前正中线旁开2.25寸处做垂直线，设为纵轴。两轴线相交之处，即为承灵。

功能主治 通利官窍，散风清热。适用于头痛，感冒，鼻炎，鼻出血，发热等病症。

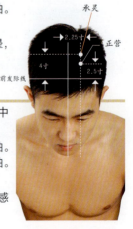

—— 足少阳胆经

脑空 Naokong

定　位 位于头部，在枕外隆起的上缘外侧，头正中线旁开2.25寸。

快速取穴 从头正中线沿枕后最高骨上缘向外量三横指，稍后方可触摸到一凹陷处，即为脑空。

功能主治 醒脑宁神，散风清热。适用于感冒，哮喘，癫痫，精神病，头痛，耳鸣，鼻炎，鼻出血，心悸等病症。

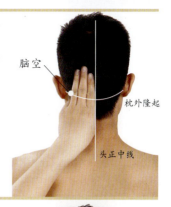

风池 Fengchi

定　位 位于项部，在枕骨之下，与风府相平，胸锁乳突肌与斜方肌上端之间的凹陷处。

快速取穴 在后发际上1寸水平，从耳后面向后正中线摸，摸过一条明显的肌肉，该肌肉与另一肌肉之间的凹陷处，即为风池。

功能主治 平肝熄风，祛风明目，通利孔窍。适用于高血压，脑动脉硬化，电光性眼炎，视网膜出血，视神经萎缩，鼻炎，耳聋，耳鸣，感冒，近视，失眠等病症。

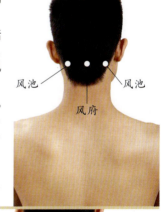

肩井 Jianjing

定　位 位于肩上，前直乳中，在大椎与肩峰端连线的中点上。

快速取穴 先确定第七颈椎，其棘突下为大椎。再找到锁骨肩峰端，大椎与肩峰连线，其中点即为肩井。

功能主治 祛风清热，活络消肿。适用于高血压，神经衰弱，副神经麻痹，乳腺炎，功能性子宫出血，落枕，肩背痛等病症。

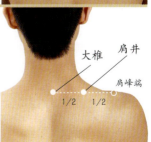

足少阳胆经

渊腋 Yuanye

定位 位于侧胸部，举臂，在腋中线上，第四肋间隙中。

快速取穴 举臂，沿腋中线向下推至第四肋间隙（乳头所在肋间隙），按压有酸胀感处即为渊腋。

功能主治 理气宽胸，消肿止痛。适用于胸肌痉挛，肋间神经痛，胸膜炎，肩臂痛等病症。

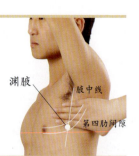

辄筋 Zhejin

定位 位于侧胸部，渊腋前1寸，平乳头，第四肋间隙中。

快速取穴 在侧胸部，如前法取渊腋，在渊腋穴前1寸，平乳头，第四肋间隙中，即为辄筋。

功能主治 降逆平喘，理气止痛。适用于胸膜炎，支气管哮喘，神经系统疾病，肋间神经痛，神经衰弱，四肢痉挛抽搐，呕吐等病症。

日月 Riyue

定位 位于上腹部，在乳头直下，第七肋间隙，前正中线旁开4寸。

快速取穴 充分暴露上腹部，乳头直下，数到第七肋间隙，前正中线旁开4寸处，即为日月。

功能主治 利胆疏肝，降逆和胃。适用于黄疸，呃逆，胃及十二指肠溃疡，急慢性肝炎等病症。

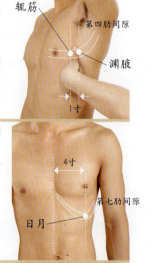

京门 Jingmen

定位 位于侧腰部，章门后1.8寸，在第十二肋游离端的下方。

快速取穴 位于侧腰部，第十二肋游离端的下方即为京门。

功能主治 健脾化湿，益肾利水。适用于肾炎，疝气，尿路结石，肋间神经痛，腰肌劳损，肠炎等病症。

足少阳胆经

带脉 Daimai

定位 位于侧腹部，章门下1.8寸，在第十一肋游离端下方垂线与脐水平线的交点上。

快速取穴 用一条线通过肚脐沿水平线绕腰一周，与腋中线相交，按压有酸胀感的地方即为带脉。

功能主治 健脾利湿，调经止带。适用于功能性子宫出血，闭经，子宫内膜炎，附件炎，盆腔炎，子宫脱垂，阴道炎，膀胱炎，腰痛，下肢无力等病症。

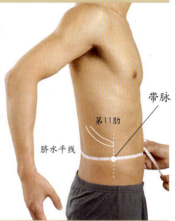

第11肋
带脉
脐水平线

五枢 Wushu

定位 位于侧腹部，在髂前上棘的前方，横平脐下3寸处。

快速取穴 从脐中向下量四横指，在此处用一条线绕腰腹一周，髂前上棘（髋骨前上方一凸出来的骨突起）的前方与此线的相交处，按压有酸胀感，即为五枢。

功能主治 调经止带，调理下焦。适用于子宫内膜炎，阴道炎，疝气，睾丸炎，腰痛，便秘等病症。

维道 Weidao

定位 位于侧腹部，在髂前上棘的前下方，五枢穴前下0.5寸。

快速取穴 取五枢，其前下0.5寸处，即为维道。

功能主治 调理冲任，利水止痛。适用于子宫内膜炎，肾炎，附件炎，盆腔炎，子宫脱垂，肠炎，阑尾炎，习惯性便秘，髋关节疼痛等病症。

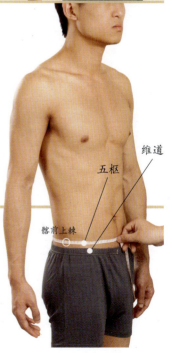

维道
五枢
髂前上棘

足少阳胆经

居髎 Juliao

定　位 位于髋部，在髂前上棘与股骨大转子最凸点连线的中点处。

快速取穴 在髋部，先找到髂前上棘（即侧腹部隆起的骨性标志），再找到股骨大转子（即前后摆动大腿时，髋部侧面摸到的随着大腿活动而活动的关节），仔细摸索，即可摸到最隆起处，此为股骨大转子最凸点。在髂前上棘与股骨大转子最凸点连线的中点处，即为居髎。

功能主治 舒筋活络，益肾强健。适用于阑尾炎，胃痛，下腹痛，睾丸炎，肾炎，膀胱炎，月经不调，子宫内膜炎，白带多，腰腿痛等病症。

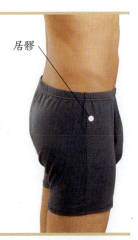

居髎

环跳 Huantiao

定　位 位于股外侧部，侧卧屈股，在股骨大转子最凸点与骶骨裂孔连线的外 1/3 与中 1/3 交点处。

快速取穴 侧卧，下面的腿伸直，上面的腿弯曲。拇指指关节横纹按在股骨大转子头上，拇指指向脊柱方向，拇指指尖所接触的凹陷处即为环跳。

功能主治 祛风化湿，强健腰膝。适用于风湿性关节炎，坐骨神经痛，下肢麻痹，脑血管病后遗症，腰腿痛，髋关节及周围软组织疾病，脚气，感冒等病症。

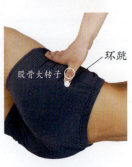

环跳
股骨大转子

风市 Fengshi

定　位 位于大腿外侧部的中线上，在腘横纹上 7 寸处。或直立垂手时，中指尖处。

快速取穴 直立，自然垂手，手掌并拢，手指伸直，中指尖处即为风市。

功能主治 祛风化湿，通经活络。适用于下肢瘫痪，腰腿痛，膝关节炎，脚气，头痛，眩晕，坐骨神经痛，股外侧皮神经炎，小儿麻痹后遗症等病症。

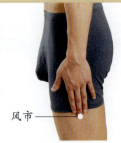

风市

—— 足少阳胆经

中渎 Zhongdu

定位 位于大腿外侧，在风市穴下2寸，或腘横纹上5寸，股外侧肌与股二头肌之间。

快速取穴 取风市，其直下2寸处，即为中渎。

功能主治 疏通经络，祛风散寒。适用于下肢麻痹，坐骨神经痛，膝关节炎、腓肠肌痉挛等病症。

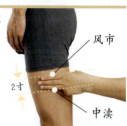

膝阳关 Xiyangguan

定位 位于膝外侧，在阳陵泉上3寸，股骨外上髁上方的凹陷处。

快速取穴 取阳陵泉，其直上3寸，经过膝关节上的骨性标志，即股骨外上髁，其上方的凹陷处，即为膝阳关。

功能主治 疏利关节，祛风化湿。适用于膝关节炎，下肢瘫痪，膝关节及周围软组织疾患，脚气，坐骨神经痛等病症。

阳陵泉 Yanglingquan

定位 位于小腿外侧，在腓骨头前下方凹陷处。

快速取穴 在小腿外侧，先找到腓骨小头，在腓骨小头前下方的凹陷处即为阳陵泉。

功能主治 舒肝利胆，强健腰膝。适用于膝关节炎及周围软组织疾病，下肢瘫痪，踝扭伤，肩周炎，落枕，腰扭伤，肝炎，胆结石，小儿惊风等病症。

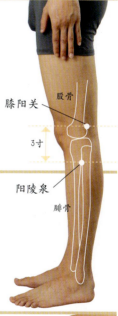

阳交 Yangjiao

定位 位于小腿外侧，在外踝尖上7寸，腓骨后缘。

快速取穴 在腘横纹头和外踝尖之间连线，从其中点用拇指向下量一横指，在腓骨后缘处，按压有酸胀感的地方即为阳交。

功能主治 疏肝理气，安神定志。适用于腓浅神经疼痛或麻痹，坐骨神经痛，癫痫，精神病等病症。

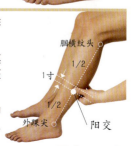

足少阳胆经

外丘 Waiqiu

定位 位于小腿外侧，在外踝尖上7寸，腓骨前缘，平阳交。

快速取穴 取阳交，向前找到腓骨的前缘，即为外丘。

功能主治 舒肝理气，通络安神。适用于腓神经痛，下肢麻痹，癫痫，踝关节周围软组织疾病等病症。

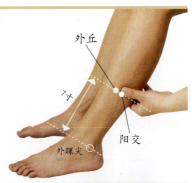

光明 Guangming

定位 位于小腿外侧，在外踝尖上5寸，腓骨前缘。

快速取穴 从外踝尖向上量5寸，在腓骨前缘处，即为光明。

功能主治 疏肝明目，活络消肿。适用于睑缘炎，屈光不正，夜盲，视神经萎缩，偏头痛，精神病，膝关节炎，腰扭伤，乳房胀痛，缺乳等病症。

阳辅 Yangfu

定位 位于小腿外侧，在外踝尖上4寸，腓骨前缘稍前方。

快速取穴 取光明，其直下1寸处稍前方，即为阳辅。

功能主治 清热散风，疏通经络。适用于半身不遂，下肢麻痹，膝关节炎，腰痛，偏头痛，坐骨神经痛，颈淋巴结核，颈淋巴结炎，扁桃体炎等病症。

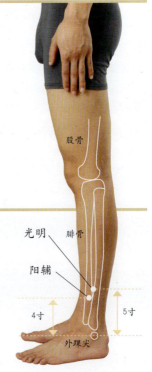

足少阳胆经

悬钟 Xuanzhong

定 位 位于小腿外侧,在外踝尖上3寸,腓骨前缘。

快速取穴 小腿的外侧缘,如上法找到外踝尖,其直上3寸,当腓骨前缘处,即为悬钟。

功能主治 平肝息风,舒肝益肾。适用于脑血管病后遗症,下肢痿痹,踝关节及周围软组织疾病,脊髓炎,腰扭伤,落枕,头痛,痔疮,便秘等病症。

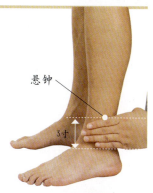

悬钟
3寸

丘墟 Qiuxu

定 位 位于足外踝的前下方,在趾长伸肌腱的外侧凹陷处。

快速取穴 取足外踝前缘垂线与下缘水平线的交点,按压有凹陷处,即为本穴。

功能主治 健脾利湿,泄热退黄,舒筋活络。适用于踝关节及周围软组织疾病,腓肠肌痉挛,坐骨神经痛,肋间神经痛,胆囊炎等病症。

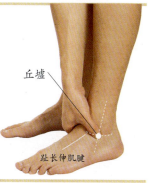

丘墟
趾长伸肌腱

足临泣 Zulinqi

定 位 位于足背外侧,在足4趾本节(第四跖趾结节)的后方,小趾伸肌腱的外侧凹陷处。

快速取穴 脚掌伸直,在足背部,先找到第四跖趾关节,即连接第四趾和足背的关节,再于足背找到从足背走向小趾的小趾伸肌腱。在第四跖趾关节的后方,小趾伸肌腱的外侧凹陷处,即为足临泣。

功能主治 舒肝息风,化痰消肿。适用于头痛,眩晕,月经不调,胎位不正,乳腺炎,退乳,中风瘫痪,足跟痛,间歇热等病症。

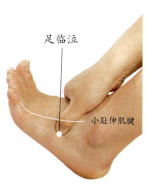

足临泣
小趾伸肌腱

足少阳胆经

地五会 Diwuhui

定　位 在足背,在足第四趾本节(第4跖趾关节)近端凹陷中,第四、第五跖骨之间。

快速取穴 脚掌伸直,在足背部,找到第四跖趾关节和小趾伸肌腱。在该关节的后方,第四、第五跖骨之间,该腱的内侧缘,即为地五会。

功能主治 舒肝消肿,通经活络。适用于结膜炎,乳腺炎,腰肌劳损,足扭伤,肺结核,吐血,腋淋巴结炎等病症。

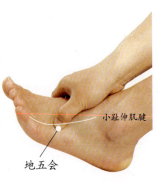

小趾伸肌腱

地五会

侠溪 Xiaxi

定　位 位于足背外侧,在第四、第五趾缝间,趾蹼缘后方赤白肉际处。

快速取穴 脚掌伸直,在足背部第4、5两趾之间连接处的缝纹头,按压有酸胀感处即为侠溪。

功能主治 平肝熄风,消肿止痛。适用于下肢麻痹,坐骨神经痛,肋间神经痛,偏头痛,卒中,高血压,耳鸣,乳腺炎等病症。

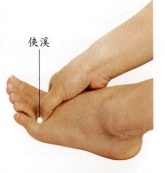

侠溪

足窍阴 Zuqiaoyin

定　位 位于足第四趾末节外侧,距趾甲角侧后方0.1寸(指寸)。

快速取穴 第四趾伸直,先确定外侧指甲角,再旁开0.1寸处,即为足窍阴。

功能主治 疏肝解郁,通经活络。适用于神经性头痛,神经衰弱,肋间神经痛,高血压,脑血管病后遗症,足踝肿痛,结膜炎,耳聋,耳鸣,哮喘,胸膜炎等病症。

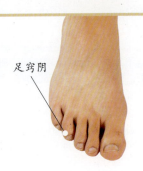

足窍阴

足少阳胆经

足厥阴肝经

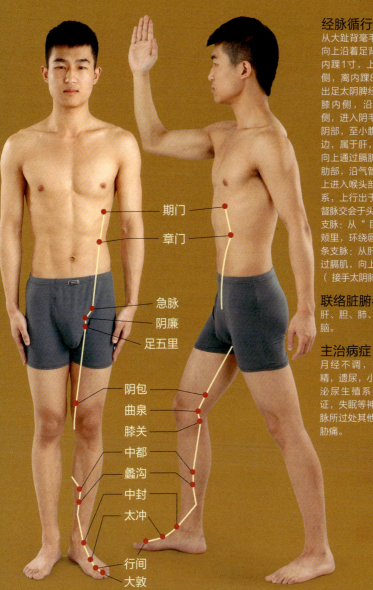

经脉循行
从大趾背毫毛部开始，向上沿着足背内侧，离内踝1寸，上行小腿内侧，离内踝8寸处，交出足太阴脾经之后，上膝内侧，沿着大腿内侧，进入阴毛中，环绕阴部，至小腹，夹胃旁边，属于肝，络于胆。向上通过膈肌，分布胁肋部，沿气管之后，向上进入喉头部，连接目系，上行出于额部，与督脉交会于头顶。
支脉：从"目系"下向颊里，环绕唇内。第二条支脉：从肝分出，通过膈肌，向上流注于肺（接手太阴肺经）。

联络脏腑器官
肝、胆、肺、胃、肾、脑。

主治病症
月经不调，带下，遗精，遗尿，小便不利等泌尿生殖系疾病；痹证，失眠等神志病；经脉所过处其他不适，如胁痛。

大敦 Dadun

定位 位于足大趾末节外侧，距趾甲角 0.1 寸。

快速取穴 从跨趾爪甲外侧缘与基底部各作一条线，其交点处即为大敦。

功能主治 回阳救逆，调经通淋。适用于疝气，少腹痛，睾丸炎，阴茎痛，精索神经痛，功能性子宫出血，月经不调，子宫脱垂，癫痫等病症。

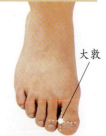

大敦

行间 Xingjian

定位 位于足背部，在第一、第二趾间，趾蹼缘的后方赤白肉际处。

快速取穴 在足背部，第一、第二趾间，皮肤颜色深浅交界处，即为行间。

功能主治 平肝疏肝。适用于阴茎痛，疝气，功能性子宫出血，痛经，神经衰弱，消化不良，便秘，胃脘胀痛等病症。

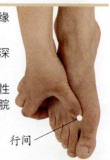

行间

太冲 Taichong

定位 位于足背侧，在第一跖骨间隙的后方凹陷处。

快速取穴 在足背部，从第一、第二趾间沿第一跖骨内侧向小腿方向触摸，摸到第一凹陷，即为太冲。

功能主治 泻热，清利下焦。适用于高血压，头痛头晕，失眠多梦，月经不调，功能性子宫出血，腹痛腹胀，咽痛喉痹等病症。

太冲

中封 Zhongfeng

定位 位于足背部，在足内踝前，商丘与解溪的连线之间，胫骨前肌腱的内侧凹陷处。

快速取穴 脚背伸直，在足背内侧有一条大筋，在大筋的内侧、足内踝前下方可触及一凹陷处，即为中封。

功能主治 清肝胆湿热，疏肝理气。适用于遗精，尿闭，阴茎痛，泌尿系感染，疝气，腹痛，腹部膨胀，肝炎黄疸，腰足冷痛，踝关节扭伤等病症。

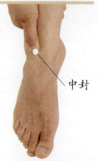

中封

—— 足厥阴肝经

蠡沟 Ligou

定位 位于小腿内侧,在足内踝尖上5寸,胫骨内侧面中央。

快速取穴 在小腿内侧,先找到足内踝尖,其上5寸处,胫骨内侧面的中央,即为蠡沟。

功能主治 舒肝理气,调经止带。适用于性功能亢进,月经不调,子宫内膜炎,功能性子宫出血,尿闭,疝气,脊髓炎,心动过速,外阴瘙痒等病症。

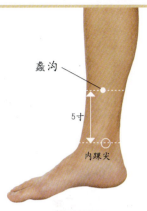

中都 Zhongdu

定位 位于小腿内侧,在内踝尖上7寸,于胫骨内侧面的中央。

快速取穴 在小腿内侧,先找到足内踝尖,其上7寸处,在胫骨内侧面的中央,即为中都。

功能主治 舒肝理气,调经止血。适用于功能性子宫出血,疝气,腹胀腹痛,痢疾,泄泻,肠炎,膝关节炎症,足软无力等病症。

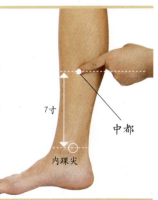

膝关 Xiguan

定位 位于小腿内侧,在胫骨内侧髁的后下方,阴陵泉穴后1寸,腓肠肌内侧头的上部。

快速取穴 先取胫骨内侧髁下缘的阴陵泉,再由阴陵泉向后方量一横指,可触及一凹陷处,即为膝关。

功能主治 散风祛湿,疏通关节。适用于痛风,髌骨软化症,风湿及类风湿性关节炎等病症。

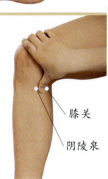

足厥阴肝经

曲泉 Ququan

定 位 位于膝内侧，屈膝，在膝关节内侧面横纹内侧端，股骨内侧髁的后缘，半腱肌、半膜肌止端的前缘凹陷处。

快速取穴 屈膝端坐，在膝内侧摸到一高骨（即股骨内侧髁），从高骨向后可触摸到两条筋，在高骨后缘、两筋的前方，腘横纹头上方凹陷处，按压有酸胀感的地方即为曲泉。

功能主治 清利湿热，通调下焦。适用于前列腺炎，遗精，阳痿，子宫收缩不全，月经不调，痛经，尿潴留，肾炎，泄泻，痢疾等病症。

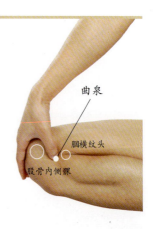

阴包 Yinbao

定 位 位于大腿内侧，在股骨内上髁上4寸，股内肌与缝匠肌之间。

快速取穴 在大腿内侧，找到股骨内上髁，膝盖内侧上端的骨性标志，其直上4寸处，即为阴包。

功能主治 调经止痛，利尿通淋。适用于月经不调，盆腔炎，遗尿，小便不利等病症。

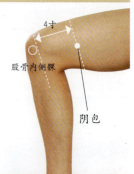

足五里 Zuwuli

定 位 位于大腿内侧，在气冲（足阳明胃经）直下3寸，大腿根部，耻骨联合的下方，长收肌的外缘。

快速取穴 先取气冲，当气冲直下3寸处，即为足五里。

功能主治 舒肝理气，清热化湿。适用于阴囊湿疹，睾丸肿痛，尿潴留，遗尿，股内侧痛，少腹胀满疼痛，倦怠，胸闷气短等病症。

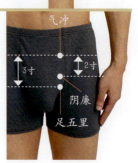

阴廉 Yinlian

定位 位于大腿内侧,在气冲穴直下2寸,大腿根部,耻骨联合下方,长收肌的外缘。

快速取穴 取气冲,当气冲直下2寸处,即为阴廉。

功能主治 调经止带,通利下焦。适用于月经不调,赤白带下,阴部瘙痒,阴肿,少腹疼痛等病症。

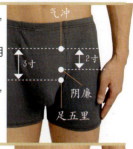

急脉 Jimai

定位 位于耻骨联合的外侧,在气冲外下方腹股沟动脉搏动处,前正中线旁开2.5寸处。

快速取穴 腹股沟动脉搏动处,当正中线旁开2.5寸处,即为急脉。

功能主治 疏肝利胆,调畅下焦。适用于子宫脱垂,疝气,阴部肿痛等病症。

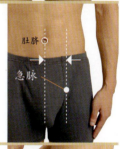

章门 Zhangmen

定位 位于侧腹部,在第十一肋游离端的下方处。

快速取穴 屈肘合腋,肘尖所指处,按压有酸胀感,即为章门。

功能主治 疏肝健脾,理气散结,清利湿热。适用于消化不良,腹痛腹胀,肠炎,泄泻,肝炎黄疸,肝脾肿大,小儿疳积,腹膜炎,烦热气短等病症。

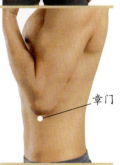

期门 Qimen

定位 位于胸部,在乳头直下,第六肋间隙,前正中线旁开4寸。

快速取穴 从前正中线旁开4寸,在第六肋间隙,按压有酸胀感处即为期门。

功能主治 健脾疏肝,理气活血。适用于肝炎,肝肿大,胆囊炎,心绞痛,遗尿,肋间神经痛,腹膜炎,肠炎,胸膜炎,心肌炎,高血压等病症。

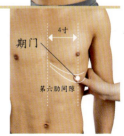

足厥阴肝经

督脉

经脉循行
起于小腹内,下出于会阴,向后行于脊柱的内部,上达项后风府,进入脑部,上行巅顶,沿前额下行鼻柱。

联络脏腑器官
肾、心、生殖器、脊髓、脑、鼻、咽喉、口唇、眼。

主治病症
头痛,目眩,目痛,鼻出血,咽喉肿痛,口眼㖞斜等头面五官病症;健忘,惊悸,昏厥,失眠等神志病;月经不调,遗精,阳痿,遗尿,小便不利等泌尿生殖系疾病;腰脊痛等。

百会
后顶
强间
脑户
风府
哑门
大椎
陶道
身柱
神道
灵台
至阳
筋缩
中枢
脊中
悬枢
命门
腰阳关
腰俞
长强

神庭
上星
囟会
前顶
百会
后顶
强间
脑户
风府
哑门

上星
神庭
素髎
水沟
兑端

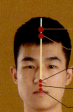

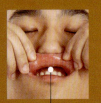

龈交

长强

长强 Changqiang

定　位 位于尾骨端下，在尾骨端与肛门连线的中点处。

快速取穴 在尾骨端下，当尾骨端与肛门连线的中点处，即为长强。

功能主治 解痉止痛，调畅通淋。适用于痔疮，便血，大小便难，阴部湿痒，尾骶骨疼痛，癫痫等病症。

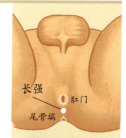

腰俞 Yaoshu

定　位 位于骶部，在后正中线上，正对骶管裂孔。

快速取穴 在骶部，当后正中线上，顺着脊柱向下，正对骶管裂孔处，即为腰俞。

功能主治 调经清热，散寒除湿。适用于腰脊疼痛，脱肛，便秘，尿血，月经不调，足冷麻木，下肢痿痹，腰骶神经痛，过敏性结肠炎，痔疮等病症。

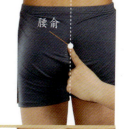

腰阳关 Yaoyangguan

定　位 位于腰部，在后正中线上，第四腰椎棘突下凹陷中。

快速取穴 两髂嵴最高点在腰部连线的中点下方有一凹陷，即为腰阳关。

功能主治 祛寒除湿，舒筋活络。适用于腰骶疼痛，下肢痿痹，腰骶神经痛，坐骨神经痛，类风湿病，小儿麻痹，盆腔炎，月经不调等病症。

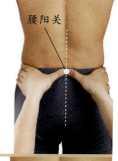

命门 Mingmen

定　位 位于腰部，在后正中线上，第二腰椎棘突下凹陷中。

快速取穴 取一条绳子过脐水平绕腹一周，该绳子与后正中线的交点即为命门。

功能主治 补肾壮阳。适用于虚损腰痛，遗尿，泄泻，遗精，阳痿，早泄，赤白带下，月经不调，习惯性流产，汗不出，胃下垂等病症。

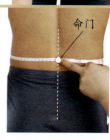

悬枢 Xuanshu

定位 位于腰部，在后正中线上，第一腰椎棘突下凹陷中。

快速取穴 取命门，沿正中线向上推1个椎体，其棘突下缘凹陷处，即为悬枢。

功能主治 助阳健脾，通调肠气。适用于腰脊强痛，肠鸣腹痛，泄泻，胃肠神经痛，胃下垂，肠炎等病症。

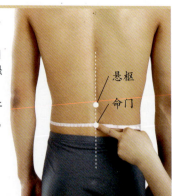

脊中 Jizhong

定位 位于背部，在后正中线上，第十一胸椎棘突下凹陷中。

快速取穴 找到第四腰椎，再向上数5个椎体，即第十一胸椎，当其棘突下的凹陷中，即为脊中。

功能主治 健脾利湿，宁神镇静。适用于腰脊强痛，腹满，小儿疳积，黄疸，脱肛，癫痫，感冒，增生性脊椎炎，胃肠功能紊乱，肝炎等病症。

中枢 Zhongshu

定位 位于背部，在后正中线上，第十胸椎棘突下凹陷中。

快速取穴 找到第七胸椎，再往下数3个椎体，即第十胸椎，当其棘突下凹陷中，即为中枢。

功能主治 健脾利湿，清热止痛。适用于腰背疼痛，胃痛，呕吐，腹满，食欲不振，黄疸，感冒，腰背神经痛等病症。

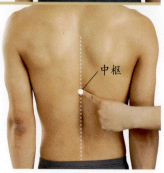

筋缩 Jinsuo

定　位 位于背部，在后正中线上，第九胸椎棘突下凹陷中。

快速取穴 找到第七胸椎，再往下数2个椎体，即第九胸椎，当其棘突下凹陷中，即为筋缩。

功能主治 平肝息风，宁神镇痉。适用于脊背强急，腰背疼痛，胃痛，腰背神经痛，胃痉挛，胃炎等病症。

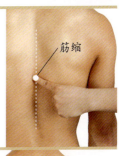
筋缩

至阳 Zhiyang

定　位 位于背部，在后正中线上，第七胸椎棘突下凹陷中。

快速取穴 双手下垂，在背部找到肩胛下角，两肩胛下角连线，与脊柱相交点，即为第七胸椎，其棘突下凹陷中，即为至阳。

功能主治 利胆退黄，宽胸利膈。适用于胸胁胀痛，脊强，腰背疼痛，黄疸，胆囊炎，胃肠炎，咳嗽，气喘等病症。

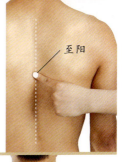
至阳

灵台 Lingtai

定　位 位于背部，在后正中线上，第六胸椎棘突下凹陷中。

快速取穴 找到第七胸椎，再向上数1个椎体，即第六胸椎，当其棘突下凹陷中，即为灵台。

功能主治 清热化湿，止咳定喘。适用于气喘，咳嗽，背痛，项强，疔疮，肺炎，支气管炎，疟疾，胃炎等病症。

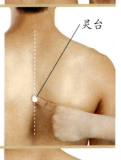
灵台

神道 Shendao

定　位 位于背部，在后正中线上，第五胸椎棘突下凹陷中。

快速取穴 找到第七胸椎，再向上数2个椎体，即第五胸椎，当其棘突下凹陷中，即为神道。

功能主治 宁心安神，清热平喘。适用于心惊，心悸，肩背痛，咳喘，健忘，小儿风痫，增生性脊椎炎，心脏神经官能症，神经衰弱，疟疾，肋间神经痛等病症。

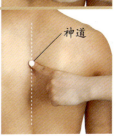
神道

督脉

身柱 Shenzhu

定位 位于背部，在后正中线上，第三胸椎棘突下凹陷中。

快速取穴 找到第七胸椎，再向上数4个椎体，即第三胸椎，当其棘突下凹陷中，即为身柱。

功能主治 宣肺清热，宁神镇咳。适用于腰脊强痛，支气管哮喘，神经衰弱，癔病等病症。

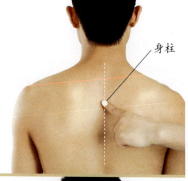

陶道 Taodao

定位 位于背部，在后正中线上，第一胸椎棘突下凹陷中。

快速取穴 找到第七颈椎，再向下数1个椎体，其棘突下凹陷中，即为陶道。

功能主治 解表清热。适用于脊项强急，头痛，热病，颈肩部肌肉痉挛，疟疾，感冒，癔病，颈椎病等病症。

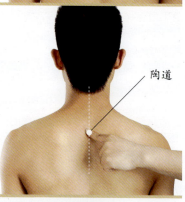

大椎 Dazhui

定位 在后正中线上，第七颈椎棘突下凹陷中。

快速取穴 低头，在后颈部可以看到最高的骨性隆起，即第七颈椎。其棘突下凹陷中，即为大椎。

功能主治 清热息风，止咳平喘。适用于颈项强直，肩颈疼痛，咳嗽喘急，疟疾，风疹，小儿惊风，黄疸等病症。

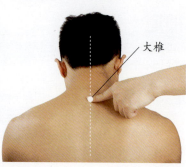

哑门 Yamen

定　位 位于项部,在后发际正中直上0.5寸,第一颈椎下。

快速取穴 沿着脊柱直上,入后发际上0.5寸处,即为哑门。

功能主治 散风熄风,开窍醒神。适用于舌强不语,颈项强急,脊强反折,癫痫,脑性瘫痪等病症。

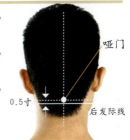

风府 Fengfu

定　位 在项部,在后发际正中直上1寸,枕外隆突直下,两侧斜方肌之间凹陷中。

快速取穴 沿着脊柱直上,如后发际直上1寸处即为风府。

功能主治 散风息风,通关开窍。适用于咽喉肿痛,失音,头痛,眩晕,颈项强急,中风,神经性头痛,颈项部疼痛、感冒,癔病等病症。

脑户 Naohu

定　位 位于头部,后发际正中直上2.5寸,风府穴上1.5寸,枕外隆起的上缘凹陷处。

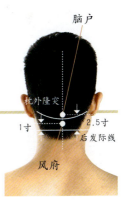

快速取穴 先找到风府,在其直上1.5寸,用手指按到后枕部突起的骨性标志,即枕外隆起的上缘凹陷处,即为脑户。

功能主治 醒神开窍,平肝息风。适用于头痛,面赤,目黄,眩晕,甲状腺肿大,视神经炎等病症。

强间 Qiangjian

定　位 位于头部,在后发际正中直上4寸(脑户上1.5寸)。

快速取穴 取脑户,其直上1.5寸处,即为强间。

功能主治 醒神宁心,平肝息风。适用于头痛,目眩,颈项强直,心烦,心悸,失眠,脑膜炎,神经性头痛,血管性头痛,癔病等病症。

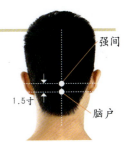

督脉

后顶 Houding

定 位 位于头部，在后发际正中直上5.5寸（脑户上3寸）。

快速取穴 取脑户，其直上3寸处，即为后顶。

功能主治 醒神安神，熄风止痉。适用于头痛，项强，眩晕，偏头痛，痫症，神经性头痛，颈项肌肉痉挛，精神分裂症，癔病等病症。

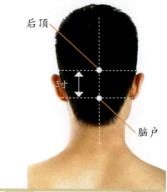

百会 Baihui

定 位 位于头部，在前发际正中直上5寸，或两耳尖连线的中点处。

快速取穴 将耳郭折叠向前，找到耳尖。经过两耳尖做一连线，与正中线的交点处，即为百会。

功能主治 息风醒脑，升阳固脱。适用于眩晕，健忘，头痛，头胀，脱肛，泄泻，子宫下垂，喘息，痫症，癔病；高血压等病症。

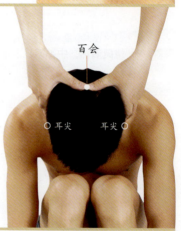

前顶 Qianding

定 位 位于头部，在前发际正中直上3.5寸（百会前1.5寸）。

快速取穴 取百会，向前量两横指处即为前顶。

功能主治 息风醒脑，宁神镇静。适用于头晕，目眩，头顶痛，鼻炎，水肿，小儿惊风，高血压，脑血管病后遗症等病症。

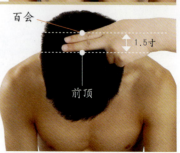

督脉

囟会 Xinhui

定　位 位于头部，在前发际正中直上2寸（百会前3寸）。

快速取穴 先找到前发际，正中直上2寸处，即为囟会。

功能主治 安神醒脑，清热消肿。适用于头晕目眩，头皮肿痛，面赤肿痛，鼻窦炎，过敏性鼻炎，鼻息肉，鼻痈，惊悸，嗜睡，高血压，神经官能症等病症。

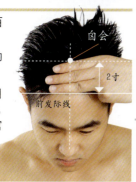

上星 Shangxing

定　位 位于头部，在前发际正中直上1寸。

快速取穴 先找到前发际，正中直上1寸处，即为上星。

功能主治 息风清热，宁神通鼻。适用于眩晕，头痛，目赤肿痛，迎风流泪，鼻窦炎，过敏性鼻炎，鼻息肉，鼻痈，热病汗不出，额窦炎，角膜白斑等病症。

神庭 Shenting

定　位 位于头部，在前发际正中直上0.5寸。

快速取穴 先找到前发际，正中直上0.5寸处，即为神庭。

功能主治 宁神醒脑，降逆平喘。适用于头晕目眩，鼻窦炎，过敏性鼻炎，流泪，目赤肿痛，目翳，惊悸，失眠等病症。

素髎 Suliao

定　位 位于面部，在鼻尖的正中央。

快速取穴 在面部，鼻尖的正中央，即为素髎。

功能主治 清热消肿，通利鼻窍。适用于鼻塞，过敏性鼻炎，酒糟鼻，惊厥，昏迷，鼻息肉等病症。

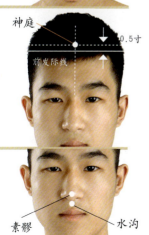

水沟 Shuigou

定　位 位于面部，在人中沟的上 1/3 与中 1/3 交点处。

快速取穴 在面部，先找到人中沟（鼻子和上嘴唇之间的浅沟）。将人中沟 3 等分，其上 1/3 处即为水沟。

功能主治 镇惊安神，强腰止痛。适用于脑血管病昏迷，水汽浮肿，小儿惊风，心腹绞痛，休克，晕厥，窒息，癔病，低血压，急性腰扭伤等病症。

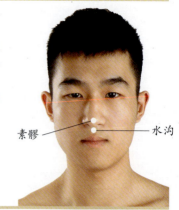

素髎　水沟

兑端 Duiduan

定　位 位于面部，在上唇的尖端，人中沟下端的皮肤与唇的移行部位。

快速取穴 在面部，先找到人中沟。人中沟下端的皮肤与上唇的交界处，即为兑端。

功能主治 消肿止痛，祛风通络，开窍醒神。适用于昏迷，晕厥，消渴，口疮臭秽，牙痛，口噤，鼻塞等病症。

兑端

龈交 Yinjiao

定　位 位于上唇内，唇系带与上齿龈的相接处。

快速取穴 在上唇内的正中线上，上齿龈与口腔之间找到唇系带。唇系带与上齿龈的相接处，即为龈交。

功能主治 醒神开窍，清热息风。适用于脑血管病，牙关紧闭，口㖞，唇肿，牙痛，过敏性鼻炎，闪挫腰痛，颈项强直，晕厥，抽搐，癫痫、口渴等病症。

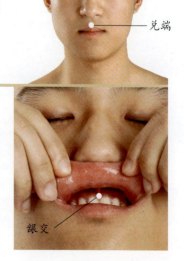

龈交

督脉

任脉

经脉循行
起于胞中,下出会阴,经阴阜,沿腹部和胸部正中线上行,经过咽喉,到达下唇内,环绕口唇,上至龈交穴,与督脉相会,并向上分行至两目下。

联络脏腑器官
胞中,咽喉,唇口,目。

主治病症
月经不调,阴挺遗精,阳痿,遗尿,小便不利等泌尿生殖系疾病;脘腹疼痛,肠鸣,呕吐腹泻等胃肠道疾病;咳喘,咽喉肿痛,乳汁少等。

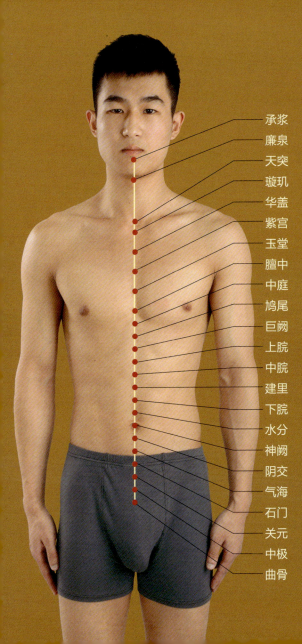

承浆
廉泉
天突
璇玑
华盖
紫宫
玉堂
膻中
中庭
鸠尾
巨阙
上脘
中脘
建里
下脘
水分
神阙
阴交
气海
石门
关元
中极
曲骨

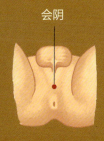

会阴

会阴 Huiyin

定　位 男性在阴囊根部与肛门连线的中点，女性在大阴唇后联合与肛门连线的中点。

快速取穴 男性：在会阴部，先找到阴囊根部，再找到肛门，两者连接的中点，即为会阴。女性：先找到大阴唇后联合，再找到肛门，两者连接的中点，即为会阴。

功能主治 惊痫，小便难，遗尿，阴痛，阴痒，阴部汗湿，脱肛，子宫下垂，疝气，痔疮，遗精，月经不调等症。

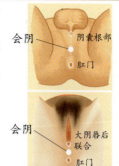

曲骨 Qugu

定　位 位于人体的下腹部，在前正中线上，耻骨联合上缘的中点处。

快速取穴 在下腹部，前正中线上，从下腹部向下摸到一横着走行的骨性标志，其上缘即是曲骨。

功能主治 少腹胀满，小便淋沥，遗尿，疝气，遗精、阳痿，阴囊湿痒，月经不调，赤白带下，痛经等症。

中极 Zhongji

定　位 位于下腹部，前正中线上，在脐中下4寸。

快速取穴 在下腹部，前正中线上，从肚脐中央向下量取4寸处，即为中极。

功能主治 益肾兴阳，通经止带。适用于带下，阳痿，痛经，产后恶露不下，疝气，积聚疼痛等病症。

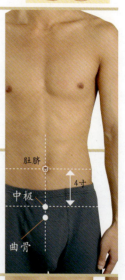

关元 Guanyuan

定　位 位于下腹部，前正中线上，在脐中下3寸处。

快速取穴 在下腹部，前正中线上，从肚脐中央向下量取四横指处，即为关元。

功能主治 泌尿、生殖器疾病，如遗尿、尿血、尿频、尿潴留、尿道痛、痛经、闭经、遗精、阳痿等病症。

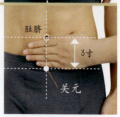

—— 任脉

石门 Shimen

定位 位于下腹部，前正中线上，在脐中下2寸。

快速取穴 位于下腹部，前正中线上，从肚脐中央向下量取三横指处，即为石门。

功能主治 补肾化湿利水。小便不利，小腹绞痛，阴囊入小腹，气淋，血淋，产后恶露不止，阴缩入腹，水肿，呕吐血，食谷不化，肠炎，子宫内膜炎等病症。

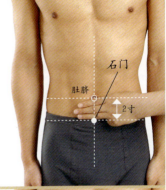

气海 Qihai

定位 位于下腹部，前正中线上，在脐中下1.5寸。

快速取穴 位于下腹部，前正中线上，从肚脐中央向下量取两横指处，即为气海。

功能主治 补元气，化湿浊。下腹疼痛，大便不通，泄痢不止，癃淋，遗尿，阳痿，遗精，滑精，闭经，功能性子宫出血，带下，子宫下垂，脘腹胀满，疝气，肠炎等病症。

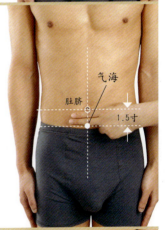

阴交 Yinjiao

定位 位于下腹部，前正中线上，在脐中下1寸。

快速取穴 位于下腹部，前正中线上，从肚脐中央向下量取拇指一横指处，即为阴交。

功能主治 补肾化湿热。适用于腹痛，泄泻，疝气，阴汗湿痒，功能性子宫出血，恶露不止，鼻出血，子宫内膜炎等病症。

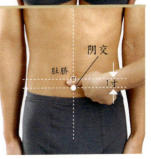

神阙 Shenque

定位 位于腹中部，脐中央。

快速取穴 在腹中部，肚脐的中央，即为神阙。

功能主治 调中化湿，理气利水。适用于泄痢，绕脐腹痛，脱肛，泌尿系感染，肠炎，产后尿潴留等病症。

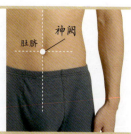

水分 Shuifen

定位 位于上腹部，前正中线上，在脐中上1寸。

快速取穴 位于上腹部，前正中线上，从肚脐中央向上量取拇指一横指处，即为水分。

功能主治 健脾利水化湿。适用于腹坚肿如鼓，绕脐痛冲心，肠鸣，肠胃虚胀，反胃，泄泻，水肿，肠炎，胃炎，肠粘连，泌尿系感染等病症。

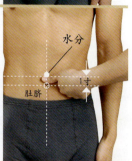

下脘 Xiawan

定位 位于上腹部，前正中线上，在脐中上2寸。

快速取穴 位于上腹部，前正中线上，从肚脐中央向上量取三横指处，即为下脘。

功能主治 调中焦，健脾化湿。适用于腹坚硬胀，食谷不化，痞块连脐上，呕逆，泄泻，虚肿，日渐消瘦，胃炎，胃溃疡，胃痉挛，胃扩张，肠炎等病症。

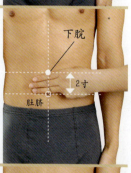

建里 Jianli

定位 位于上腹部，前正中线上，在脐中上3寸。

快速取穴 位于上腹部，前正中线上，从肚脐中央向上量取四横指处，即为建里。

功能主治 健脾和胃，止痛降逆。适用于胃痛，腹胀，呕逆，厌食症，胃扩张，胃下垂，胃溃疡，腹肌痉挛等病症。

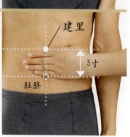

—— 任脉

中脘 Zhongwan

定位 位于上腹部,前正中线上,在脐中上4寸。

快速取穴 位于上腹部,前正中线上,从肚脐中央向上量取4寸处,即为中脘。

功能主治 健脾化湿,和胃降逆止痛。适用于胃痛,腹痛,腹胀,呕逆,反胃,食不化,肠鸣,泄泻,胃炎,胃溃疡,胃扩张,食物中毒等病症。

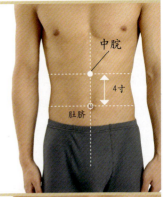

上脘 Shangwan

定位 位于上腹部,前正中线上,在脐中上5寸。

快速取穴 位于上腹部,前正中线上,从肚脐中央向上量取5寸处,即为上脘。

功能主治 温胃降逆止呕,健脾化湿。适用于反胃,呕吐,食不化,胃痛,纳呆,腹胀,腹痛,咳嗽痰多,积聚,黄疸,胃炎,胃扩张,肠炎等病症。

巨阙 Juque

定位 位于上腹部,前正中线上,在脐中上6寸。

快速取穴 位于上腹部,前正中线上,从肚脐中央向上量取6寸处,即为巨阙。

功能主治 和胃降逆止呕,理气止痛。适用于胃痛,反胃,胸痛,吐逆不食,腹胀,惊悸,咳嗽,黄疸,健忘,心绞痛,支气管炎,胸膜炎等病症。

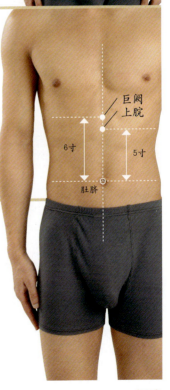

任脉

鸠尾 Jiuwei

定　位 位于上腹部，前正中线上，在胸剑结合部下1寸。

快速取穴 在上腹部，先找到胸剑结合部（即腹部正中直向上，摸到的一个"人"字形的骨性标志）。胸剑结合部直下1寸，即为鸠尾。

功能主治 宁心安神，宽胸平喘。适用于胸闷咳嗽，心悸，心烦，心痛，呕逆，呕吐，惊狂，癫痫，肋间神经痛，胃炎，支气管炎等病症。

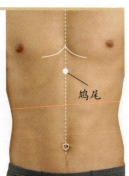

中庭 Zhongting

定　位 位于胸部，在前正中线上，平第五肋间，即胸剑结合部。

快速取穴 第五肋间，平第五肋间隙，当前正中线上，即为中庭穴。

功能主治 宽胸消胀，降逆止呕。适用于胸肋支满，食道癌，呕吐，小儿吐乳，食管炎，食管狭窄，贲门痉挛等病症。

膻中 Shanzhong

定　位 位于胸部，在前正中线上，平第四肋间，即两乳头连线的中点。

快速取穴 第四肋间，平第四肋间隙，当前正中线上，即为膻中穴。

功能主治 理气止痛。适用于胸闷塞，气短，咳喘，支气管哮喘，支气管炎，呃逆，呕吐，缺乳，乳腺炎等病症。

玉堂 Yutang

定　位 位于胸部，在前正中线上，平第三肋间。

快速取穴 第三肋间，平第三肋间隙，当前正中线上，即为玉堂穴。

功能主治 宽胸止痛，止咳平喘。适用于胸部疼痛，咳嗽，气短，心烦，支气管炎等病症。

—— 任脉

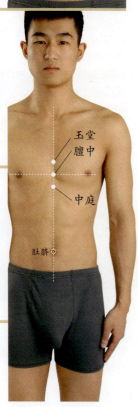

紫宫 Zigong

定位 在前正中线上,平第二肋间。

快速取穴 平第二肋间隙,当前正中线上,即为紫宫。

功能主治 宽胸理气,止咳平喘。适用于胸胁支满,胸部疼痛,烦心,咳嗽,吐血,呕吐,痰涎,饮食不下,支气管炎,胸膜炎,肺结核等病症。

华盖 Huagai

定位 位于胸部,在前正中线上,平第一肋间。

快速取穴 在胸部,由锁骨往下数,找到第一肋间,平第一肋间隙,当前正中线上,即为华盖。

功能主治 宽胸利肺,止咳平喘。适用于咳嗽,气喘,急、慢性咽炎,胸痛,支气管哮喘,支气管炎,胸膜炎,喉炎,扁桃体炎等病症。

璇玑 Xuanji

定位 位于胸部,在前正中线上,胸骨上窝中央下1寸。

快速取穴 从天突沿前正中线向下量一横指即为璇玑。

功能主治 宽胸利肺,止咳平喘。适用于喉痹咽肿,咳嗽,气喘,胸胁胀满,胃中有积,扁桃体炎,喉炎,气管炎,胸膜炎,胃痉挛等病症。

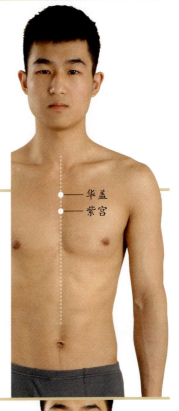

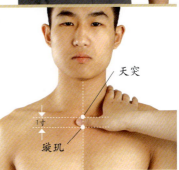

天突 Tiantu

定位 位于颈部，在前正中线上，胸骨上窝中央。

快速取穴 顺着正中线向上，一直摸到骨性标志结束的地方。胸骨上窝的中央，即为天突。

功能主治 宣通肺气，化痰止咳。适用于哮喘，咳嗽，咽喉肿痛，支气管哮喘，支气管炎，喉炎，扁桃体炎等病症。

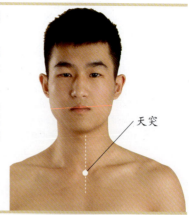

廉泉 Lianquan

定位 位于颈部，在前正中线上，喉结上方，舌骨上缘凹陷处。

快速取穴 喉结向上找到另一个骨性标志，即舌骨，其上缘凹陷处，即为廉泉。

功能主治 利喉舒舌，消肿止痛。适用于舌下肿痛，舌根缩急，口舌生疮等病症。

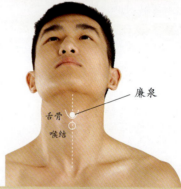

承浆 Chengjiang

定位 位于面部，在颏唇沟的正中凹陷处。

快速取穴 下嘴唇下，下巴中央的浅沟正中凹陷处，即为承浆。

功能主治 生津敛液，舒筋活络。适用于口歪，唇紧，牙痛，流涎，口舌生疮，面肿，齿，癫痫，糖尿病等病症。

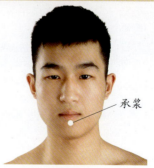

—— 任脉

经外奇穴

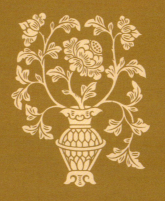

头颈部奇穴

四神聪 Sishencong

定位 位于百会前、后、左、右各开1寸处，共有4穴。

快速取穴 先找到百会，从百会向左右各量一横指处即为四神聪。

功能主治 提神醒脑，聪耳通窍。头痛，眩晕，失眠，健忘，癫痫等跟神智相关的病症。

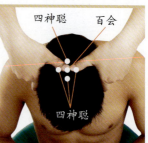

当阳 Dangyang

定位 瞳孔直上，前发际上1寸。

快速取穴 沿瞳孔直上，入发际线1寸处即为当阳。

功能主治 疏风通络，清头明目。主治神经性头痛，眩晕，目赤肿痛，鼻炎等病症。

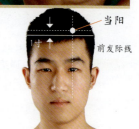

印堂 Yintang

定位 位于前额部，当两眉头间连线与前正中线之交点处。

快速取穴 两眉头连线与正中线的交点处即为印堂。

功能主治 清脑明目，通鼻开窍。多用于头痛，失眠，高血压，鼻塞，鼻炎，鼻部疾病，目眩，眼部疾病等病症。

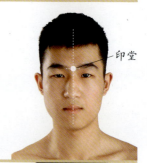

鱼腰 Yuyao

定位 位于额部，瞳孔直上，眉毛中。

快速取穴 从瞳孔直上眉毛中，即为鱼腰。

功能主治 明目通络。目赤肿痛，眼睑下垂，近视，急性结膜炎，面神经麻痹，三叉神经痛等病症。

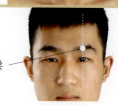

—— 经外奇穴

上明 Shangming

定位 位于额部，眉弓中点，眶上缘下。

快速取穴 在眉弓的中点，眼眶上缘的下方，即为上明。

功能主治 目疾。

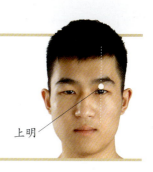

太阳 Taiyang

定位 位于耳廓前面，前额两侧，外眼角延长线的上方。在两眉梢后凹陷处。

快速取穴 从外眼角与眉梢连线的中点处向后外量一横指，可感觉有一凹陷处，按压有酸胀感，即为太阳。

功能主治 清肝明目，通络止痛，主治头痛，偏头痛，眼睛疲劳，牙痛等病症。

耳尖 Erjian

定位 位于耳廓上方，当折耳向前，耳廓上方的尖端处。

快速取穴 将耳廓折向前方，耳廓上方的尖端处即为耳尖。

功能主治 清热祛风，解痉止痛，主治结膜炎，角膜炎，头痛，咽喉肿痛等病症。

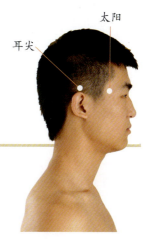

球后 Qiuhou

定位 位于面部，在眶下缘外1/4与内3/4交界处。

快速取穴 沿眼眶下缘画一条线，在外1/4与内3/4交界处即为球后。

功能主治 清肝明目。如视神经炎，视神经萎缩，视网膜色素变性，青光眼，早期白内障，近视。

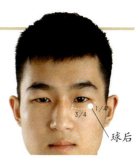

经外奇穴

上迎香 Shangyingxiang

定位 位于面部,在鼻翼软骨与鼻甲的交界处,近鼻唇沟上端处。

快速取穴 沿鼻孔侧面的鼻唇沟向上推,推至上端时有一凹陷处,即为上迎香。

功能主治 疏风通鼻窍。适用于鼻塞,鼻炎,头痛,鼻窦炎,迎风流泪。

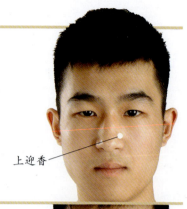
上迎香

夹承浆 Jiachengjiang

定位 位于面部,承浆穴旁开1寸处。

快速取穴 找到承浆穴,从承浆穴向旁边量1寸处即为夹承浆。

功能主治 齿龈肿痛。

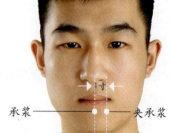
承浆　　夹承浆

内迎香 Neiyingxiang

定位 在鼻孔内,鼻翼软骨与鼻甲交界的黏膜处。

功能主治 疏风通鼻窍。目赤肿痛,鼻炎,中暑,眩晕等。

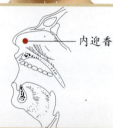
内迎香

聚泉 Juquan

定位 在口腔内,舌背正中缝的中点处。

快速取穴 张口伸舌,在舌背正中线的中点处即为聚泉。

功能主治 咳嗽、哮喘、舌强、食不知味等病症。

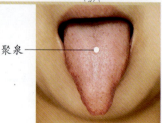
聚泉

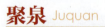

海泉 Haiquan

定位 在口腔内，舌下系带中点处。

功能主治 呕吐、呃逆、腹泻、舌缓不收、舌头肿胀等。

金津 Jinjin

定位 位于口腔内，在舌下系带左侧的静脉上。

快速取穴 张口，向上卷舌，在舌系带左侧的静脉青筋处即为金津。

功能主治 清热，生津止渴。适用于急性扁桃体炎，口腔溃疡，舌炎，咽炎，糖尿病等引起的口渴等病症。

玉液 Yuye

定位 位于口腔内，在舌下系带右侧的静脉上。

快速取穴 张口，向上卷舌，在舌系带右侧的静脉青筋处即为玉液。

功能主治 清热，生津止渴。适用于急性扁桃体炎，口腔溃疡，舌炎，咽炎，糖尿病等引起的口渴等病症。

玉液　海泉　金津

牵正 Qianzheng

定位 位于面颊部，耳垂前0.5~1寸处。

快速取穴 从耳垂向前量半横指，按压有酸胀感的地方即为牵正。

功能主治 疏风解痉，止痛。适用于面神经麻痹，口疮，下牙痛，腮腺炎等病症。

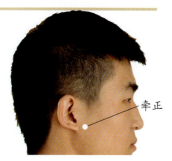

牵正

经外奇穴

翳明 Yiming

定 位 位于项部,在翳风后1寸。

快速取穴 找到翳风,向后量拇指一横指处即为翳明。

功能主治 清肝明目,醒脑通窍。头痛,眩晕,失眠,目疾,耳鸣。

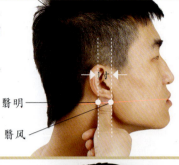

安眠 Anmian

定 位 位于翳风与风池连线的中点。

快速取穴 找到翳风和风池,在两穴之间连线,在线的中点处即为安眠。

功能主治 宁心安眠,平肝潜阳。失眠,心悸,头痛,眩晕,高血压,耳鸣耳聋,神经性头痛。

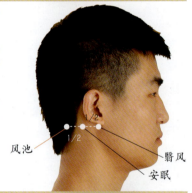

颈百劳 Jingbailao

定 位 大椎直上2寸,后正中线旁开1寸。

快速取穴 从大椎直上两寸,再从后正中线旁开1寸处即为颈百劳。

功能主治 滋补肺阴,舒筋活络。主治咳嗽、哮喘、肺结核、颈项强痛等病症。

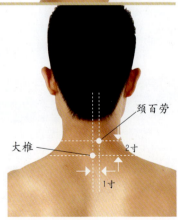

胸腹部奇穴

子宫 Zigong

定位 位于中极两旁各开3寸。

快速取穴 先找到中极，从中极向旁边各量三寸处即为子宫。

功能主治 调经止血止带。子宫脱垂，月经不调，痛经，功能性子宫出血，不孕等病症。

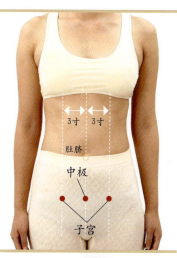

三角灸 Sanjiaojiu

定位 位于腹部，以两嘴角的长度为边长，将顶角置于脐心，底边呈水平线，两底角处是该穴。

功能主治 疝气，绕脐疼痛，不孕等病症。

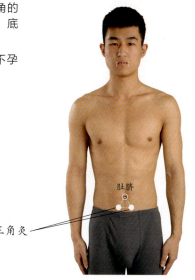

经外奇穴

背部奇穴

定喘 Dingchuan

定　位 位于背部，第七颈椎棘突下，旁开0.5寸。

快速取穴 从第七颈椎棘突下向旁开量0.5寸处，即为定喘。

功能主治 止咳平喘，通络止痛。支气管炎，支气管哮喘，百日咳，肩关节软组织损伤，落枕等病症。

夹脊 Jiaji

定　位 位于背腰部，在第一胸椎至第五腰椎棘突下两侧，后正中线旁开0.5寸，一侧17个穴位。

快速取穴 从第七颈椎向下推，分别是第一胸椎至第五胸椎，从各椎棘突下旁开量0.5寸处，按压有酸胀感的地方即为夹脊穴。一侧共17个穴位。

功能主治 其中胸1~胸3治疗上肢疾患；胸1~胸8治疗胸廓及胸腔内脏疾患；胸6~腰5治疗腹腔内脏疾患；胸11~腰5治疗腰骶疾患；腰2~腰5治疗下肢疾患。

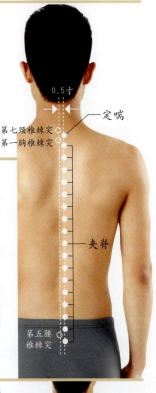

胃脘下俞 Weiwanxiashu

定　位 位于背部，在第八胸椎棘突下，旁开1.5寸。

快速取穴 双肩胛骨下角连线与后正中线交点处为第7胸椎，再往下推1个椎体即第八胸椎，再从其棘突下缘旁开2横指，即为胃脘下俞。

功能主治 健脾化湿。支气管炎，胸膜炎，胃炎，胰腺炎，肋间神经痛，糖尿病等病症。

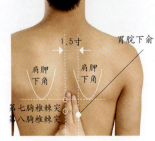

经外奇穴

痞根 Pigen

定位 位于腰部，在第一腰椎棘突下，旁开3.5寸。

快速取穴 取一条绳子过肚脐眼水平绕腹一周，与后正中线的交点处为第二腰椎，再向上推1个椎体即第1腰椎，从其棘突下缘旁开一横掌，即为痞根。

功能主治 健脾和胃，止痛消痞。胃痉挛，胃炎，胃扩张，肝炎，肝脾肿大，腰肌劳损，肾下垂等病症。

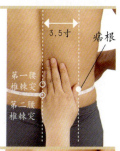

下极俞 Xiajishu

定位 第三腰椎棘突下。

功能主治 强腰健肾，主治肾炎、遗尿、腹痛、腹泻、腰肌劳损等病症。

腰眼 Yaoyan

定位 位于腰部，在第4腰椎棘突下，旁开约3.5寸凹陷中。

快速取穴 从第四腰椎棘突下水平向旁边量约3.5寸，按压有凹陷处即为腰眼。

功能主治 固肾强腰，主治腰痛，腹痛，尿频，遗尿，口渴等病症。

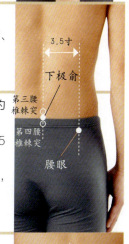

十七椎 Shiqizhui

定位 位于腰部，后正中线上，第五腰椎棘突下。

快速取穴 在后正中线上，第五腰椎棘突下方凹陷处，即为十七椎。

功能主治 补肾强骨，调经止痛。腰骶痛，腰腿痛，下肢瘫痪，功能性子宫出血，痛经，月经不调，遗尿，胎位不正等病症。

腰奇 Yaoqi

定位 位于骶部，在尾骨端直上2寸，后正中线上，骶角之间凹陷中。

功能主治 调理下焦。癫痫，头痛，失眠，便秘等病症。

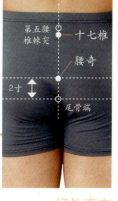

经外奇穴

上肢部奇穴

肩前 Jianqian

定位 位于肩部,在腋前皱襞顶端与肩髃连线的中点。

功能主治 上肢瘫痪,肩关节周围炎,臂不能举,肩臂内侧疼痛等病症。

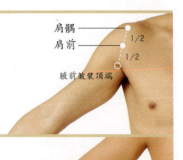

肘尖 Zhoujian

定位 位于肘后部,在尺骨鹰嘴的尖端,三焦经天井下1寸处。

功能主治 淋巴结核,痈疽,疔疮,肠痈等病症。

二白 Erbai

定位 位于前臂掌侧,腕横纹上4寸,桡侧腕屈肌腱的两侧,一侧各1穴。一臂2穴,左右两臂共4穴。

功能主治 痔核,痔漏,痔疮,肛裂,脱肛,前臂痛,胸胁痛等病症。

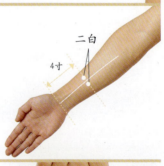

中泉 Zhongquan

定位 位于腕背横纹上,总伸肌腱桡侧的凹陷中。

功能主治 胸闷,胃痛,呕吐,掌心发热等病症。

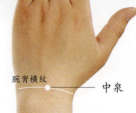

—— 经外奇穴

中魁 Zhongkui

定位 位于手中指背侧近侧指间关节的中点处。

功能主治 噎膈，呕吐，食欲不振，呃逆等病症。

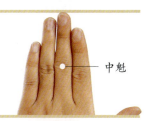

大骨空 Dagukong

定位 握拳，掌心向下。在拇指背侧指间关节的中点处。

快速取穴 抬臂，掌心向下，拇指指节背侧横纹的中点处，即为大骨空。

功能主治 退翳明目。主治各种眼疾，鼻出血，急性胃肠炎等病症。

小骨空 Xiaogukong

定位 握拳，掌心向下。在小指背侧指间关节的中点处。

快速取穴 抬臂，掌心向下，小指背侧第二指骨关节横纹中点处，即为小骨空。

功能主治 明目止痛。主治眼病，咽喉炎，掌指关节痛等病症。

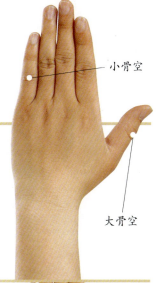

腰痛点 Yaotongdian

威灵穴：位于手背部，在第二、第三掌骨骨间隙后缘，腕背横纹与掌指关节连线之中点凹陷处。

精灵穴：位于手背部，在第四、第五掌骨骨间隙后缘，腕背横纹与掌指关节连线之中点凹陷处。左右共4穴。

功能主治 急性腰扭伤，腰肌劳损，手背红肿疼痛，腕关节炎等病症。

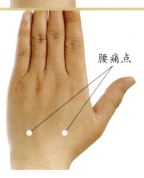

外劳宫 Wailaogong

定　位 手背，第二、三掌骨之间，掌指关节后0.5寸。

快速取穴 抬臂，掌心向下，在手背第二、三掌骨间，从掌指关节向后量0.5寸处，即为外劳宫。

功能主治 通经活络，祛风止痛。主治颈椎病、落枕、手指麻木、偏头痛、腹痛、腹泻等病症。

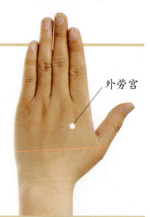

八邪 Baxie

定　位 位于手指背侧，第1~5指间，指蹼缘后方赤白肉际处，左右共8个穴位。

快速取穴 伸臂，掌心向下，手背掌指关节前，第一至第五指间的缝纹端后方掌背交界线处即为八邪穴，左右共8个。

功能主治 烦热，目痛，头痛，项强，咽痛，牙痛，手指麻木，手臂红肿等病症。

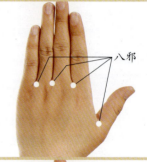

四缝 Sifeng

定　位 位于两手2~5指的掌面，指间关节横纹之中点处，每侧4穴。

功能主治 小儿疳积，小儿腹泻，百日咳，气喘，咳嗽，蛔虫病等肠道寄生虫病等病症。

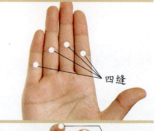

十宣 Shixuan

定　位 位于手十指尖端，距指甲游离缘0.1寸，左右共10穴。

功能主治 昏迷，休克，中暑，癔病，惊厥，急性咽喉炎，急性胃肠炎，高血压，手指麻木等病症。

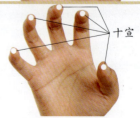

下肢部奇穴

环中 Huanzhong

定位 位于臀部,环跳与腰俞连线的中点。

功能主治 坐骨神经痛,腰痛,腿痛等病症。

髋骨 Kuangu

定位 在梁丘两旁各1.5寸,一腿2穴,左右共4个穴位。

功能主治 腿痛、下肢瘫痪、鹤膝风等病症。

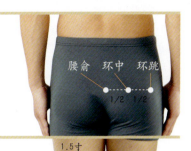

鹤顶 Heding

定位 位于膝上部,髌底的中点上方凹陷处。

快速取穴 在膝关节上,髌骨上缘正中间可触摸到一凹陷处,即为鹤顶。

功能主治 膝痛,足胫无力,瘫痪等病症。

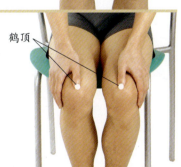

百虫窝 Baichongwo

定位 屈膝,位于大腿内侧,髌底内侧端上3寸,即血海上1寸。

功能主治 虫积,风湿痒疹,下部生疮等病症。

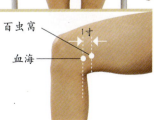

经外奇穴

膝眼 Xiyan

定　位 屈膝，位于髌韧带两侧凹陷处。位于内侧的称内膝眼，位于外侧的称外膝眼，即犊鼻。

快速取穴 屈膝，在膝盖下有左右两个凹窝，按压有酸胀感，即为膝眼。

功能主治 膝痛，腿痛，脚气等病症。

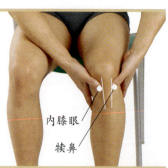

内膝眼
犊鼻

胆囊 Dannang

定　位 位于小腿外侧上部，在腓骨小头前下方凹陷处（即阳陵泉穴）直下2寸。

快速取穴 先找到阳陵泉，从阳陵泉直下量三横指，按压有酸胀感处即为胆囊。

功能主治 急慢性胆囊炎，胆石症，胆道蛔虫症，下肢痿痹等病症。

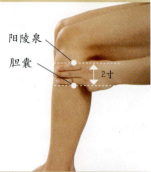

阳陵泉
胆囊
2寸

阑尾 Lanwei

定　位 位于小腿前侧上部，当犊鼻穴下5寸，胫骨前缘旁开一横指。

功能主治 急、慢性阑尾炎，消化不良，下肢痿痹。

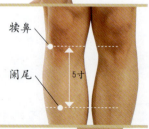

犊鼻
阑尾
5寸

内踝尖 Neihuaijian

定　位 位于足内侧面，内踝突起处。

快速取穴 垂足，内踝的最高点处即为内踝尖。

功能主治 牙痛、乳蛾，小儿不语，转筋等病症。

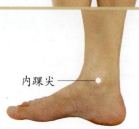

内踝尖

外踝尖 Waihuaijian

定位 位于足外侧面,外踝凸起处。

功能主治 脚趾拘急,踝关节肿痛,脚气,牙痛等病症。

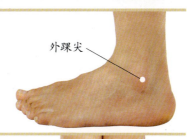

八风 Bafeng

定位 位于足背侧,第1~5趾间,趾蹼缘后方赤白肉际处,一足4穴,左右共8穴。

功能主治 足跗肿痛,趾痛,毒蛇咬伤,脚气。

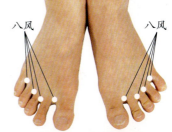

独阴 Duyin

定位 足底,足第2趾跖侧远侧趾间关节的中点。

快速取穴 仰起脚,露出脚掌,第二足趾掌面的远端趾关节横纹中点处即为独阴穴。

功能主治 调理冲任。主治月经不调、心绞痛、胃痛、呕吐等病症。

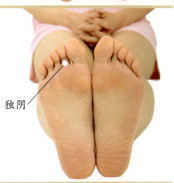

气端 Qiduan

定位 足趾尖端,距趾甲游离缘0.1寸,左右共10个穴位。

功能主治 通络开窍。主治脑血管病急救,足趾麻木,麦粒肿等病症。

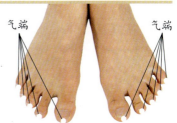

经外奇穴

附录

手部全息胚器官

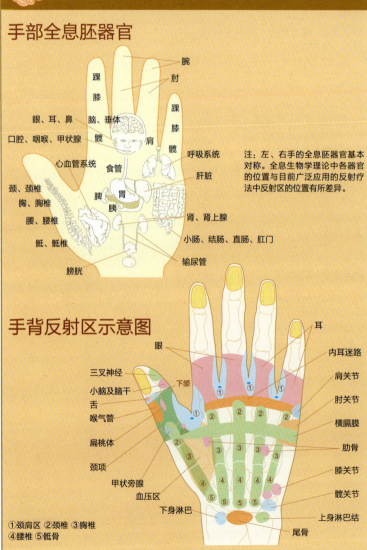

注：左、右手的全息胚器官基本对称。全息生物学理论中各器官的位置与目前广泛应用的反射疗法中反射区的位置有所差异。

手背反射区示意图

① 颈肩区 ② 颈椎 ③ 胸椎
④ 腰椎 ⑤ 骶骨

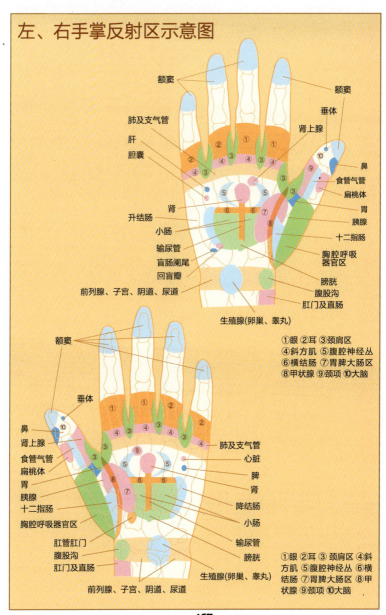

足背反射区示意图

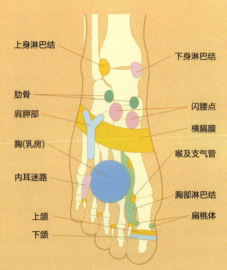

双足全息图

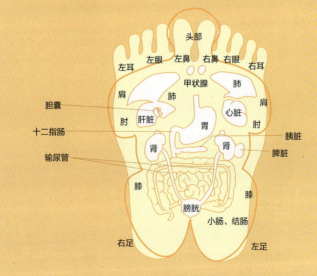

足底反射区示意图

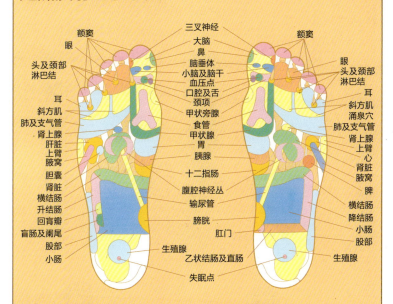

足内、外两侧反射区示意图

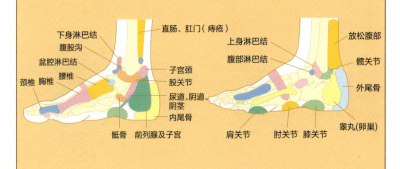

取穴常用术语解释

桡侧
以手掌为例靠拇指一侧称为桡侧。

尺侧
以手掌为例，靠小指一侧称为尺侧。

赤白肉际
四肢的内、外侧赤肉与白肉交界处，其中在上肢部屈侧（手掌侧）为阴面，皮色较白，所以叫"白肉际"；伸侧（手背侧）为阳面，皮色较深，所以叫"赤肉际"。在下股部，内侧为阴面，即"白肉际"；外侧及后侧为阳面，即"赤肉际"。

腋后纹头
腋后纹头是指腋窝皱襞后端。

前正中线
指沿身体正中所做的垂线。

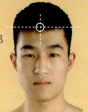

前发际正中
指头部有头发部位的前缘正中。

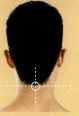

后发际正中
指头部有发部位的后缘正中。